W Cubasch

Die Improvisation der Behandlungsmittel im Kriege und bei Unglücksfällen

Vademecum für Ärzte und Sanitätspersonen

W Cubasch

Die Improvisation der Behandlungsmittel im Kriege und bei Unglücksfällen
Vademecum für Ärzte und Sanitätspersonen

ISBN/EAN: 9783742896889

Hergestellt in Europa, USA, Kanada, Australien, Japan

Cover: Foto ©berggeist007 / pixelio.de

Manufactured and distributed by brebook publishing software
(www.brebook.com)

W Cubasch

Die Improvisation der Behandlungsmittel im Kriege und bei Unglücksfällen

DIE IMPROVISATION

DER

BEHANDLUNGSMITTEL IM KRIEGE

UND

BEI UNGLÜCKSFÄLLEN.

VADEMECUM FÜR ÄRZTE UND SANITÄTSPERSONEN.

VON

DR. W. CUBASCH.

VOM INTERNATIONALEN COMITE DES ROTHEN KREUZES PRÄMIIRTE PREISSCHRIFT.

MIT 113 HOLZSCHNITTEN.

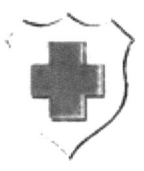

WIEN und LEIPZIG.
URBAN & SCHWARZENBERG.
1884.

A MESSIEURS LES PRÉSIDENTS ET LES MEMBRES

DES

COMITÉS CENTRAUX DE SECOURS

AUX

MILITAIRES BLESSÉS

—◦—

Genève, le 15 Août 1883.

MESSIEURS,

Pour faire suite à notre 47ᵉ circulaire, qui porte la date du 12 décembre 1881, nous venons vous informer du résultat du concours que nous avions ouvert, à cette époque, sur *l'art d'improviser des moyens de secours pour blessés et malades.*

Le jury, composé de MM. les docteurs L. Le Fort à Paris, E. Gurlt à Berlin et A. Socin à Bâle, après avoir soigneusement examiné les 29 mémoires présentés par les concurrents et dont nous avons publié la liste dans notre 54ᵉ Bulletin (T. XIV. p. 57), nous a présenté, à l'unanimité, des conclusions, conformément auxquelles nous avons décerné :

Pour la 1ʳᵉ question (IMPROVISATION DES MOYENS DE TRAITEMENT): un accessit de 500 francs à *M. le Dʳ W. CUBASCH, à Stanzstad, canton d'Unterwalden (Suisse) (nᵒ 9).*

Le jury a exprimé le désir que les mémoires portant les nᵒˢ 10 et 9 fussent publiés.

a*

La prochaine livraison du *Bulletin international* par laquelle, suivant les indications du programme, nous donnerons de la publicité à ces décisions, ne devant paraître qu'à la fin du mois d'octobre prochain, nous vous serions obligés de les faire connaître dès à présent dans votre pays, afin que ceux de vos compatriotes qui ont pris part au concours en soient informés le plus tôt possible.

Agréez, Messieurs, l'assurance de notre considération distinguée.

Pour le Comité International de la Croix Rouge:

Le Secrétaire.

G. Ador.

Le Président.

G. Moynier.

Vorwort.

Das Sanitätspersonal einer Truppe wird sich oft in der Lage befinden, Kranken oder Verwundeten helfend zur Seite stehen zu müssen, ohne über das nöthige Material zum Wundverbande oder zur Krankenpflege verfügen zu können. Es kann trotz der musterhaften Einrichtungen des Sanitätsdienstes in den modernen Armeen vorkommen, dass entweder das vorhandene Verbandmaterial ausgeht, dass die Sanitätswagen versprengt werden, oder aus einem anderen Grunde nicht zur Stelle sein können; oft geschieht es auch, dass kleinere Truppenkörper auf einer Recognoscirung, auf dem Vorposten, oder auf einem Lebensmittel- und Munitionstransport unerwartet in ein Gefecht verwickelt werden; dabei gibt es dann Verwundete, und da solche kleine Truppenkörper nicht immer Sanitätspersonen und Verbandmaterial bei sich führen, wird man oft in die Lage kommen sich die fehlenden Hilfsmittel selbst herstellen und improvisiren zu müssen. Man wird auch in allen Fällen in der Lage sein, etwas thun zu können, um einem Kranken oder Verwundeten wenigstens eine provisorische Hilfe angedeihen zu lassen.

Wer ein offenes Herz für die Leiden Anderer hat, wird bei einem Unglücksfalle niemals die Hände in den Schooss legen und seine Unthätigkeit damit zu rechtfertigen suchen, dass ihm das nöthige Material zum Verbande etc. fehle: wer seinen Kopf nicht verliert, wer seine Geistesgegenwart beibehält, der wird sich auch im Falle der Noth und der Gefahr zu helfen wissen, er wird sich erfinderisch zeigen, und wird stets im Stande sein seine Behandlungsmittel zu improvisiren.

Die moderne Kriegschirurgie ist bestrebt, so viel wie möglich das nöthige Sanitätsmaterial an Ort und Stelle zu haben, aber man geht doch zu weit, wenn man die Nothverbände eines Schlachtfeldes als „armselige Kunststückchen" bezeichnen will: es soll sich kein vernünftig denkender Mensch durch dieses höhnende Wort irremachen lassen: es ist selbstverständlich, dass die vorbereiteten Verbandmittel stets besser sein werden als die improvisirten, wer aber im Stande ist bei Mangel der ersteren, sich selbst seine Hilfsmittel zu beschaffen, der beweist damit gerade das Gegentheil von geistiger Armseligkeit. Die Sanitätsperson, der mit den Verbandmitteln auch die Weisheit ausgeht, passt schlecht für den Kriegsdienst: im Felde kann man eben nicht immer die Kranken so behandeln, wie es im Buche steht und wie man es in den Friedensspitälern gelernt und gesehen hat: eine schablonenmässige Behandlung ist im Kriege noch weniger ausführbar als im Frieden in der Spital- oder Privatpraxis.

Das Sanitätspersonal einer Armee wird sich daher sehr oft erfinderisch zeigen müssen in der Erstellung des nöthigen Verbandmaterials, ebenso wie in der Beschaffung der zu dessen Herstellung erforderlichen Mittel; ohne einen gewissen Erfindungsgeist wird es sich oftmals rath- und thatlos sehen. Es wird sich auch immer etwas vorfinden, was das fehlende Material ersetzen, und woraus man sich die nöthigsten Apparate herstellen kann: Baumzweige, Bretter, Stroh u. dergl. werden noch immer gut genug zu Nothschienen sein. Tücher und Binden zu deren Befestigung wird man am Verwundeten selbst finden; letztere aus Kleidungs- oder Wäschestücken zu improvisiren wird im Falle der Noth auch nicht schwer sein.

Es ist allerdings selbstverständlich, dass solche improvisirte Behandlungsmittel in vielen Fällen nicht den Anforderungen der modernen Chirurgie entsprechen: es ist aber gewiss weit vernünftiger, einem Verwundeten mit einem primitiven Verbande das Leben zu retten, als ihn in Ermangelung des vollkommeneren Verbandmaterials sterben zu lassen: es ist besser, denselben, wenn man der modernen Hilfsmittel entbehrt, auf solche Weise zu

behandeln, welche die heutige Medicin vielleicht nicht als eine
kunstgerechte anerkennt, als ihn hilflos und vielleicht gar zu
Grunde gehen zu lassen, weil man das bequeme und gewöhnte
Sanitätsmaterial nicht bei der Hand hat. Man wird auch mit den
primitivsten Materialien sehr oft Erfolg haben, und wer mit seinen
Kranken Glück hat, der hat sie auch recht behandelt, gleichviel
welcher Mittel er sich dazu bediente.

Wir haben es hier versucht die Mittel und Wege anzugeben,
wie man sich bei den verschiedenen Arten von Verletzungen und
Unglücksfällen das fehlende Hilfsmaterial ersetzen kann; jeder
einzelne Fall wird selbstverständlich seine eigenartige Behandlung
verlangen und wir geben hier nur einige Winke, von denen aus-
gehend, das Sanitätspersonal im concreten Falle sich Rath schaffen
kann. Wir haben allerdings soviel als möglich alle Eventualitäten
in's Auge gefasst, konnten uns aber selbstverständlich auf jeden
speciellen Fall nicht einlassen: es war unsere Absicht dem Sanitätspersonal nur als Wegweiser zu dienen.

Wir lassen die Capitel in der Reihenfolge, wie die einzelnen Indicationen der Behandlung, aufeinanderfolgen: zuerst die
Stillung der Blutung und die Behandlung der auf eine Verwundung
folgenden gefahrdrohenden Erscheinungen von Seite des Nerven-
systems; dann die Behandlung der Wunden, Lagerung der verletzten Extremität in Schienen oder Apparaten. Zum Schluss
kommt noch die improvisirte Behandlung bei verschiedenen Unglücksfällen wie z. B. Verbrennen, Ertrinken u. s. w.

Wo die Behandlung einzig vom Arzt geleitet werden darf,
wie z. B. bei jedem operativen Eingriff, bei der Reduction der
Luxationen etc. haben wir die Mittel angegeben, welche bis zur
Ankunft desselben angewandt werden müssen: dem Arzte selbst
gaben wir hie und da einige Winke, welche besonders den jüngeren
Collegen von Vortheil sein können.

Ein grosser Theil der Aufgabe fällt auf dem Schlachtfelde
dem Krankenträger und Sanitätssoldaten zu: letztere sind es, die
den Verwundeten zuerst antreffen und welche ihm in dringenden
Fällen, z. B. bei starken Blutungen, zuerst helfend beistehen
müssen: sie werden sich manchmal die Winke zu Nutze machen
können und vielleicht oftmals einen Sterbenden dem Tode ent-
reissen können.

Aber nicht nur im Kriege, sondern oft auch im Frieden
wird man in der Lage sein. Behandlungsmittel improvisiren zu
müssen: wenn z. B. nach Städtebränden, nach Erdbeben oder
Ueberschwemmungen viele Tausende von Menschen verwundet
und verunglückt sind, so wird oft das nöthige Material zur Behandlung der Verunglückten mangeln: aber auch hier wird man
helfen müssen und können.

Und überall werden sich Hilfsmittel vorfinden um die fehlenden zu ersetzen: überall wird man sie sich aus dem vorhandenen
Materiale, aus dem Mobiliar, der Wäsche, den Kleidern, aus den
Erzeugnissen des Bodens, aus Werkzeugen und Utensilien der ver-
schiedensten Art ersetzen und mit wenig Kunst selbst herstellen
können. Wem es Ernst ist zu helfen und zu retten, der wird
sich auch die dazu nöthigen Mittel verschaffen können: „denn
nur ein schlechter Arzt verzweifelt".

Stansstad (Schweiz) im Februar 1884.

Der Verfasser.

INHALT.

1. Die Stillung der Blutung.

Die Blutstillung wird unter allen Umständen die erste Hilfeleistung sein, welche einem Verwundeten zu Theil werden muss.
Kann man bei Zeiten den Blutverlust beschränken und hemmen,
so erspart man dem Kranken damit seine Kräfte, und er wird
dann um so besser im Stande sein, das Krankenlager, das seiner
wartet, ebenso wie etwaige später nothwendig werdende Operationen zu überstehen. Aber nicht allein deshalb ist die schnelle
Blutstillung auf dem Schlachtfelde von grösster Bedeutung, man
wird auch in vielen Fällen, wenn man seine Geistesgegenwart
nicht verliert, dem Verwundeten lebensrettend zur Seite springen
können.

Die Methoden der Blutstillung lassen sich im Ganzen leicht
improvisiren; es kommt aber immer darauf an, ob die Blutung
aus einer Arterie oder aus einer Vene erfolgt, ob ein grösseres
oder ein kleineres Gefäss verletzt ist; ebenso wird auch der Sitz der
Verwundung von Einfluss auf die Art und Weise des Einschreitens
gegen die Hämorrhagie sein; Blutungen aus Verletzungen des
Rumpfes oder des Kopfes sind immer viel gefährlicher, als solche
aus den Gefässen der Extremitäten. Bei letzteren wird man in
den meisten Fällen auch ohne Apparate und Verbände ihrer
Herr werden können; bei ersteren ist sehr oft, auch dann, wenn
man den ganzen chirurgischen Apparat zur Verfügung hat, jeder
Versuch, die Hämorrhagie zu hemmen, fruchtlos; dieses gilt besonders bei den Blutungen in die Körperhöhlen, welche dem
Arzte unzugänglich sind.

Eine Hämorrhagie aus einer verletzten Arterie kennzeichnet
sich dadurch, dass das hellrothe Blut in einem der Contraction
des linken Herzens entsprechenden weiteren oder engeren Bogen
pulsirend hervorspritzt: venöse Blutungen erfolgen gleichmässig, ohne Rhythmus; das venöse Blut ist dunkelroth; liegt die
verletzte Vene indessen unmittelbar einer Arterie an, so kann

sich die Pulsation der letzteren auch dem venösen Blutstrahl mit-
theilen und somit eine arterielle Blutung vortäuschen. In solchen
zweifelhaften Fällen wird man sich durch Compression oberhalb
oder unterhalb der Gefässwunde über die Natur der Blutung Aufschluss verschaffen können.

Capillare Blutungen (bei Verletzungen der kleinsten
Gefässe) erkennt man daran, dass das Blut gleichmässig aus
allen Theilen der Wunde ausströmt: ein gewisser Rhythmus ist
dabei nicht zu beobachten.

Die parenchymatösen Blutungen endlich erfolgen
aus kleinsten Gefässen, welche sich in Folge der anatomischen
Structur ihrer Umgebung nicht zusammenziehen können: hierher
gehören z. B. die Blutungen aus den spongiösen Knochen, der
Zunge, den Corpor. cavernos. penis etc.

Die zweckentsprechendste Art der Blutstillung ist immer
diejenige, dass man das Gefäss an Ort und Stelle in der Wunde
selbst unterbindet. Dies wird indessen nur der Arzt selbst thun
können: bis aber der Verwundete von der Gefechtslinie zum Verbandplatz gebracht worden ist, vergeht oft eine lange Zeit, und
manches werthvolle Leben würde dahinbluten, wenn nicht eine
provisorische Stillung der Hämorrhagie stattfindet, welche wenigstens auf so lange Dauer anzuwenden ist, bis der Blessirte in die
Verhältnisse gebracht ist, in welchen ihm kunstgerechte und
definitive Hilfe zu Theil werden kann. Glücklicherweise ist eine
starke Blutung nach Schussverletzungen nicht häufig: immerhin
kommt es aber auch vor, dass Gefässe von grösserem Caliber
durch ein Projectil eröffnet werden, obschon es häufiger ist, dass
die elastischen Adern dem Geschosse ausweichen.

Am einfachsten hemmt man eine Blutung dadurch, dass
man das verletzte Gefäss in der Wunde mit dem Finger comprimirt;
doch entschliesse man sich zu diesem Verfahren nur im Nothfalle
und nur bei Verletzungen von Gefässen, welche einer anderen
Compression nicht zugänglich sind: hierher gehören z. B. Wunden
der Hals-, der Brust- und der Bauchgefässe: ist kein Verbandmaterial vorhanden, um zur Tamponade zu schreiten, so muss
eben die Digitalcompression in der Wunde ausgeführt werden,
dabei vergesse man aber nie, dass die Finger in vielen Fällen
Infectionsträger sein können, und deshalb berühre man die Wunde
direct nur dann, wenn kein anderes Mittel übrig bleibt, der
drohenden Verblutung Einhalt zu thun.

Hat man reine Verbandstücke bei der Hand, so thut man
am einfachsten, die Wunde mit Carbolwatte oder Jute zu bedecken (in Ermanglung dieser mit einer oder einigen zusammen-
gelegten, sauberen Compressen), welche man mit einem Tuche
fest an die Wunde drückt und verbindet. Blutungen aus kleineren
Gefässen werden auf diese Weise oft zum Stehen gebracht.

Jedoch ist dabei unbedingt darauf zu achten, dass das Verbandmaterial ganz rein sei; kann man über ein solches nicht verfügen,
so ist es am besten, die Wunde gar nicht zu berühren, weder mit
den Fingern, noch mit irgend einem verdächtigen Material, welches
dem Kranken durch eine eventuelle Infection der Wunde nur zum
Schaden gereichen könnte.

In solchen Fällen wird man die Ader an einem höher gelegenen Punkte ihres Verlaufes oder am Hauptstamme selbst comprimiren müssen. Hierzu benützt man die beiden Daumen, welche
aufeinander gelegt werden und womit man die Arterie fest gegen
ihre Unterlage andrückt; man umfasst dabei die Extremität ringsum
mit beiden Händen, so dass die Daumen auf das Gefäss, welches
man an der Pulsation erkennen wird, zu liegen kommen; die Axe
der aufeinander liegenden Daumen muss dabei rechtwinkelig gegen
die Axe der Ader gerichtet werden. (Fig. 1.) Es sind indessen,

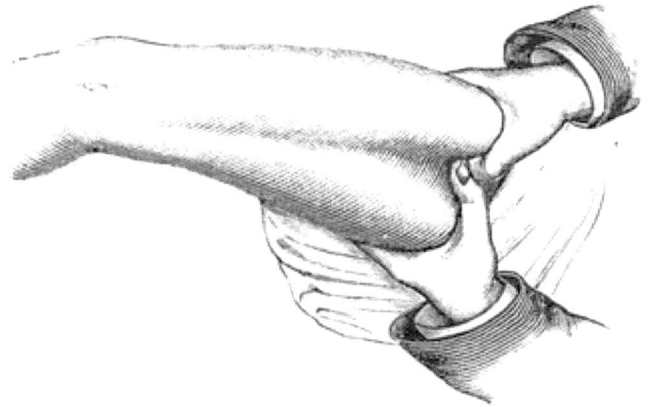

Fig. 1. Digitalcompression einer Arterie.

selbst an den Extremitäten nicht alle Arterien der Compression
zugängig, deshalb wird man oft am besten thun, bei starken
Blutungen direct die Hauptader zu comprimiren: bei Blutungen
aus Gefässen des Unterschenkels wird man also die Oberschenkelarterie, bei Blutungen aus Gefässen des Vorderarmes die Oberarmarterie zudrücken.

Durch den Fingerdruck wird eine Blutung nur dann definitiv
zum Stehen gebracht, wenn das verletzte Gefäss nur von kleinem
Caliber war; ausserdem ermüdet der Hilfeleistende dabei in sehr
kurzer Zeit, wenn er auch abwechselnd erst mit dem einen und
dann mit dem andern Daumen comprimirt; er wird über kurz
oder lang unwillkürlich die Compression nicht mehr mit der
nöthigen Kraft ausüben können; die Digitalcompression ist daher

nur ein momentanes Hilfsmittel; sie wird ferner auch nur dann
anzuwenden sein, wenn der Verwundete ruhig liegen bleiben kann;
wo derselbe weiter transportirt werden soll, ist sie kaum durchführbar. Sie lässt sich anwenden bei Blutungen auf dem Verbandplatze oder im Lazareth, wo nach kurzer Zeit eine energische
und dauernde Hilfeleistung erfolgen kann; bei Verwundeten,
welche noch nicht aus der Gefechtslinie gebracht sind, oder bei
längerem Transporte derselben, ist sie nicht ausführbar. Der
Krankenwärter oder Träger, welcher dem Blessirten in solchem
Falle die erste Hilfe leisten kann, wird sich daher einer anderen
Methode bedienen müssen.

Hier kann dann die Compression durch ein Tourniquet
bewerkstelligt werden; ein solches kann man sich auf verschiedene
Weise improvisiren, am einfachsten dadurch, dass man einen
rundlichen Stein, einen Apfel, eine Kartoffel, oder ein zu einen
Knoten zusammengeschlungenes Taschentuch auf den Arterienstamm legt, und mit einem, um die Extremität festgebundenen
Tuche fixirt. (Fig. 2.) Eine andere Art, sich ein Tourniquet zu

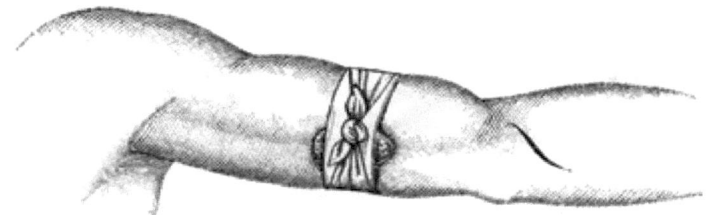

Fig. 2. Improvisirtes Tourniquet, aus einem Stein und einem Tuche
bestehend.

improvisiren besteht darin, dass man eine zusammengerollte Binde
auf den Schlagaderstamm als Pelotte auflegt, das obere Ende
von ihr abwickelt, um die Extremität herumführt und nun fest
anzieht und an den noch zusammengerollten Theil der Binde
mittelst einer Stecknadel befestigt. Hierauf legt man ein starkes
Band, oder ein zusammengefaltetes Tuch über die Binde und um
die Extremität herum, knüpft seine beiden Enden zu einem Knoten
fest zusammen, und bringt nun einen kurzen aber starken Knebel
unter dieses Tuch; diesen Knebel dreht man nun solange herum,
bis der Druck der Pelotte auf die Arterie stark genug ist, um
die Blutung aufhören zu lassen. (Fig. 3.)

Die Compression des Hauptstammes (gleichviel ob sie mit
dem Daumen oder mit einem Tourniquet ausgeübt wird) ist diejenige Methode der provisorischen Blutstillung, welche für den
Verwundeten am wenigsten Gefahren involvirt; die Circulation
wird dadurch in dem betreffenden Gliede nicht ganz aufgehoben.

sie wird nur verlangsamt: es wird dadurch nur der Hauptstamm abgeschlossen, aber der Collateralkreislauf wird freigelassen, daher wird diese Methode, wo sie ausreicht, allen anderen vorzuziehen sein. Die Compression des Hauptstammes kann mit Entbehrung aller Apparate durch leichte Improvisation bewerkstelligt werden, sie hat nur den einzigen Nachtheil, dass der Hilfeleistende einige Kenntnisse über den Verlauf der Arterien haben muss. Kenntnisse, welche leider gewöhnlich gerade denjenigen mangeln, welche dem Verwundeten am schnellsten beispringen können. Man kann diese Methode auch dort anwenden, wo die fracturirte Extremität in einen immobilisirenden Verband gelegt wird: wir werden bei der Besprechung der Behandlung der Fracturen näher darüber sprechen.

Es kommt indessen aber auch zuweilen vor, dass die Compression des zuführenden Hauptastes im Stiche lässt, wenn z. B. sich der Collateralkreislauf sofort ausbildet, und das verletzte Gefäss nun aus seinem peripheren Ende blutet. In solchen Fällen findet man in der forcirten Beugung des Gliedes ein vorzügliches

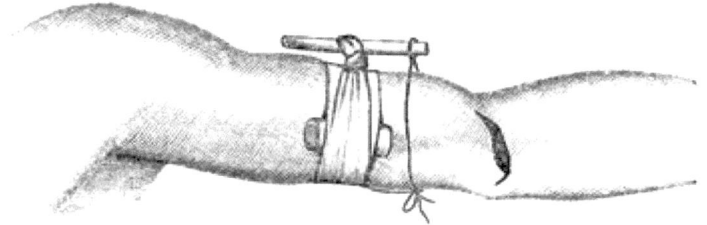

Fig. 3. Improvisirtes Knebeltourniquet: als Pelotte dient eine aufgerollte Binde.

Mittel, um die Circulation zu hemmen. Wenn man ein Gelenk stark flectirt, so werden die Arterien, welche in der Richtung der Längsaxe der Extremität verlaufen, geknickt: sie werden dadurch verengt und unwegsam. So wird man bei Blutungen aus der Hand das Handgelenk so stark wie möglich beugen: bei Blutungen aus dem Vorderarm findet die Hyperflexion in der Ellenbeuge statt, bei Blutungen aus dem Oberarm im Schultergelenk etc. (Näheres darüber im speciellen Theil.)

Diese Methode, welche ebenso einfach wie sicher ist, lässt sich überall da anwenden, wo es sich um Blutungen aus den Gefässen der Extremitäten handelt. Die Hyperflexion kann ohne Gefahr mehrere Stunden lang ausgeführt werden: bei tagelanger Dauer würde sie sogar zur definitiven Blutstillung führen, doch erwachsen bei so langer Anwendung für den Patienten die Gefahren einer Gelenkentzündung, Anchylose, sogar einer Gangrän des Gliedes. Sie ist ferner nur anwendbar, wenn die betreffende Extremität nicht fracturirt ist: bei gleichzeitigen Knochenbrüchen ist sie nicht zu verwerthen, weil dadurch die Fragmente des

Knochens aus der zur Heilung der Fractur erforderlichen Lage
herausgebracht werden.

Dieses Verfahren gewährt für die momentane Blutstillung
ausserordentliche Vortheile, besonders da, wo ärztliche Hilfe nicht
gleich zur Stelle ist, und wo die directe Compression des Arterienstammes durch Fingerdruck oder Tourniquet aus Mangel an sach-
verständigem Personal nicht ausgeführt werden kann. Einer Methode,
welche so wenig Vorkenntnisse und technische Fertigkeit erfordert,
wird in der Hand des Sanitätssoldaten auf dem Schlachtfelde,
wie in der Hand des Laien im Falle der Noth, stets der Vorzug
gegeben werden müssen.

Ist die Hyperflexion aus einem der oben angegebenen Gründe
nicht ausführbar, so wird als letztes Hilfsmittel die Esmarch'sche
Constriction anzuwenden sein. Die Extremität wird dabei mittelst
eines elastischen Schlauches, oberhalb der Verletzung mehreremale
fest umschnürt, wodurch sämmtliche Weichtheile so fest zusammen-
gepresst werden, dass die Gefässe unwegsam werden. In Ermangelung eines Schlauches kann man sich eines jeden elastischen
Bandes bedienen; auf dem Schlachtfelde würde sich ein Hosenträger am besten dazu eignen, denn einmal besitzt dieser immer
eine gewisse Elasticität, und ausserdem wird man einen solchen
wohl fast bei jedem Verwundeten vorfinden. Im Nothfalle thut
übrigens ein Riemen, oder selbst ein Taschentuch dieselben
Dienste: man schnürt dieses so fest um die Extremität, bis die
Blutung aufhört. Wenn man eine leinene Binde zur Verfügung
hat, so kann diese zur Constriction verwendet werden: man führt
sie mit mehreren, einander deckenden Touren fest um das Glied
herum, und wenn hierdurch allein die Blutung nicht schon stehen
sollte, so begiesst man sie mit kaltem Wasser, wodurch sie sich
noch stärker zusammenzieht. Die Umschnürung wird stets am
oberen Segmente der Extremität anzubringen sein, also am Oberarm oder am Oberschenkel: am Vorderarm, sowie am Unterschenkel wird sie nur unvollständig wirken, weil zwischen
den beiden Röhrenknochen dieser Gliedmassen ebenfalls Gefässe
verlaufen, welche aber durch die beiden Knochen hinreichend
geschützt sind vor jeder stärkeren Zusammenschnürung. (Specieller
Theil.)

Die Esmarch'sche Constriction ist in der Hand des Laien
durchaus keine gleichgiltige und ungefährliche Blutstillungs-
methode: bei der starken Zusammenschnürung können in der
betreffenden Extremität Lähmungserscheinungen auftreten. Deshalb
soll sie nie weiter getrieben werden, als bis zur Stillung der
Blutung eben nöthig ist; ist man gezwungen die Constriction
längere Zeit hindurch anzuwenden, so wird man gut thun, um
weiteren Gefahren zu entgehen, das Band von Zeit zu Zeit etwas
zu lockern.

Eine Umschnürung, welche etwa 1—3 Stunden lang ausgeübt wird, wird nicht viel schaden, besonders wenn man sie nicht fester macht, als eben zum Stillstand der Hämorrhagie nöthig ist.

In der Hand des Chirurgen aber, welcher auf dem Schlachtfelde operiren muss, und dem zur Ausübung der Digitalcompression nur zu oft die nöthige Assistenz mangelt, ist die Esmarch'sche Constriction eine sehr werthvolle Methode, und durch keine andere zu ersetzen; auch hier wird man natürlicherweise den originalen Gummischlauch durch einen Hosenträger, einen Riemen, oder ein einfaches, fest um die Extremität geschlungenes Tuch ersetzen können. Die Expulsion des Blutes aus dem zu operirenden Gliede, welche nach Esmarch's Vorschrift durch eine feste Umwickelung der Extremität mit einer elastischen Binde bewerkstelligt wird, kann man in Ermangelung einer solchen dadurch bewirken, dass man die betreffende Extremität senkrecht aufhebt, und mittelst kräftigen Streichens mit der Hohlhand in der Richtung gegen den Körper das Blut daraus verdrängt.

Obschon diese kurz erwähnten Methoden der Blutstillung sich hauptsächlich für arterielle Blutungen eignen, so lassen sie sich doch auch für venöse Hämorrhagien anwenden. Letztere wird man indessen gewöhnlich schneller zum Stehen bringen, da der hydrostatische Druck in den Venen ein bedeutend minderer ist als in den Arterien. In vielen Fällen genügt schon ein einfacher, fest angelegter Verband, um eine venöse Blutung zu beschwichtigen. Sind grössere Venen verletzt, so sollte man diese am besten in der Wunde selbst verbinden, da aber auf dem Schlachtfelde rechtzeitige ärztliche Hilfe nur zu oft mangelt, wird man auch zu einer provisorischen Blutstillung schreiten müssen. Kann man über Binden verfügen, so thut man gut, nachdem man die Wunde selbst bedeckt hat, die ganze Extremität fest einzuwickeln, wodurch die Circulation im ganzen Gliede überhaupt verlangsamt wird. Muss man sich indessen ohne Binden zu helfen suchen, so wird eine feste Umschnürung der Gliedmassen unterhalb der Verwundung (mit einem Taschentuche, Hosenträger oder dgl.) manchmal Erfolg haben; doch suche man stets Wunden, aus denen grössere Venen bluten, zu bedecken, um der Gefahr einer Aspiration von Luft durch das centrale Ende des verletzten Gefässes zu begegnen. Eine solche Aspiration kann augenblicklichen Tod zur Folge haben.

Sehr oft bringt man auch venöse Blutungen dadurch zum Stehen, dass man die verletzte Extremität einige Zeit lang vertical aufgerichtet erhält; man legt die Gliedmasse auf eine Schiene und befestigt sie mit einer Schnur oder einem Riemen an der Decke.

Im Nothfalle, wenn die Blutung auf keine dieser Methoden stehen sollte, schreite man zur Compression des zuführenden Arterienstammes, um damit auch den Zufluss zu der Vene abzuschneiden;

die Compression wird je nach Umständen durch den Fingerdruck,
durch ein Tourniquet oder durch die Esmarch'sche Constriction
bewirkt werden müssen.

Capillare Blutungen erreichen zuweilen bei geschwäch-
ten Personen einen gefährlichen Grad; in weitaus den meisten
Fällen stehen sie bald von selbst. Sollte man sich indessen genöthigt sehen, dieselben rasch zu stillen, so wird man hier durch
die verticale Suspension am einfachsten und am schnellsten zum
Ziele gelangen. Ist Verbandmaterial vorhanden, so wird man mit
einer fest angelegten Binde der Blutung schnell Herr werden
können. Capillare Hämorrhagien aus Wunden des Kopfes oder des
Rumpfes werden durch directe Compression mit einem Watte-
oder Jutetampon zum Stehen gebracht. Hat man kaltes Wasser
zur Hand, so wird eine Berieselung der Wunde die Blutung ebenfalls schnell hemmen. Hat man es mit krankhaft angelegten Personen zu thun (Hämophilen), bei denen eine an sich unbedeutende
Verletzung schon eine alarmirende Blutung verursacht, so wird
man so verfahren müssen, wie wir es oben bei Besprechung der
arteriellen und venösen Blutungen angedeutet haben; hier wird
ebenfalls die Hyperflexion meistens die beste Wirkung thun.

Man möge zur Stillung einer Hämorrhagie ein Verfahren
wählen, welches man wolle, so soll man doch nie unterlassen, den
verletzten Theil hoch zu lagern; der Einfluss der Stromrichtung
des Blutes auf die Blutung ist ein ganz bedeutender; ein vertical
aufgehobener Arm erscheint anämisch, ein herabhängender dagegen
cyanotisch, bei dem ersteren ist die Blutzufuhr erschwert, bei
dem letzteren ist sie erleichtert, und es ist der Zweck einer jeden
Methode, den Zufluss zu erschweren um damit die Gerinnung des
in den verletzten Gefässen enthaltenen Blutes zu befördern; aus
demselben Grunde muss daher bei einer arteriellen Blutung das
Glied in Flexion, bei venöser Blutung in Extension gelagert
werden.

Die locale Anwendung der Kälte befördert die Contraction
der verletzten Gefässe und damit eine Gerinnung des Blutes in
denselben; man wird daher in vielen Fällen durch kaltes Wasser,
oder noch besser durch Eiswasser (welchem womöglich etwas
Carbolsäure zugefügt wird) eine Blutung aus kleineren Gefässen
zum Stehen bringen. Man wird auf dem Schlachtfelde häufig
in der Lage sein, sich kaltes Wasser, Eis oder Schnee zu
verschaffen, und deren Anwendung wird oft auch für den Verwundeten heilbringend sein. Wenn indessen der Kranke sehr
erschöpft ist, oder wenn grössere Gefässe verletzt sind, so ist die
Anwendung der Kälte nicht am Platze; im ersten Falle könnte
der Verwundete collabiren, und im letzteren Falle wird die Gefahr
einer nachfolgenden Gangrän der verletzten Gliedmasse noch vermehrt werden. Ist der Kranke nicht sehr erschöpft, so kann man

das Aufhören der Blutung noch dadurch unterstützen, dass man
ihm kalte Compressen auf die Herzgegend legt und damit eine
Herabsetzung der Herzthätigkeit zu erreichen sucht; ferner ist
geistige und körperliche Ruhe für den Kranken unbedingt nothwendig.

Bei der Behandlung der Nachblutungen gelten im Allgemeinen
dieselben Regeln. Es sind dies Blutungen, welche nicht unmittelbar
nach der Verletzung, sondern erst Stunden oder tagelang nachher
auftreten; sie werden durch ihr unerwartetes und unberechen-
bares Eintreten gefährlich. Bis die ärztliche Hilfe am Platze ist,
wird man am besten thun, die blutende Ader in der Wunde
selbst direct zu comprimiren; aber der comprimirende Finger
muss ganz rein und vorher desinficirt worden sein. Auch hier
thut die Hyperflexion, falls keine Fracturen vorhanden sind, ausgezeichnete Dienste. Bei geringfügigen, besonders bei venösen
Blutungen genügt, die Tamponade der Wunde mit antiseptischer
Baumwolle oder Jute. Bei Nachblutungen ist dagegen die Digitalcompression der Arterie in ihrem Verlaufe oberhalb der Wunde
nicht zweckmässig; in der Zeit, welche zwischen der Verwundung
und der Nachblutung liegt, wird sich in den meisten Fällen auch
bereits der Collateralkreislauf ausgebildet haben und wenn man
dann schon das centrale Ende der Arterie comprimirt, so blutet
eben das periphere Ende ungestört weiter. Man wird daher bei
bedeutenderen Nachblutungen besser thun, von dieser Methode,
welche bei frischen Verletzungen ausgezeichnete Dienste leistet,
abzustehen, um nicht zu riskiren, die kostbare Zeit zu verlieren
und den Kranken der Gefahr einer acuten Anämie auszusetzen.

Blutungen aus verschiedenen Körpertheilen und deren Behandlung.

Kopf. Geringere Blutungen aus Wunden des behaarten
Kopfes stehen gewöhnlich bald von selbst; im Nothfalle wird
man meistens mit kaltem Wasser oder mit einem comprimirenden
Verband zum Ziele gelangen. Ist der knöcherne Schädel und das
Gehirn verletzt, so verfährt man in derselben Weise: man ver-
binde die Wunde mit einem in kaltes Wasser getauchten Tuche,
und lagere den Kranken sitzend oder halbsitzend, aber stets
mit erhöhtem Kopfe. Sollte aber diese erste Hilfe nicht ausreichen,
und das Blut in besorgnisserregender Weise aus der Tiefe einer
perforirenden Schädelwunde strömen, so wird man zur Compression
der Art. carotis am Halse schreiten müssen. Man drückt dabei
den Kopf des Verwundeten an die eigene Brust und indem man
die ausgestreckten Finger beider Hände von beiden Seiten unter
den Musc. sterno-cleido-mastoideus (Kopfnicker, vom Warzenfortsatz des Schädels zum oberen Rande des Brustbeins verlaufend)
schiebt, drückt man die Ader gegen die Halswirbelsäule an.

(Fig. 4.) Der Druck muss in der Höhe des unteren Drittels des Kopfnickers stattfinden.

Arterielle Blutungen aus den Gefässen der Schädelgegend hinter dem Ohr. können durch Compression der Art. occipitalis.

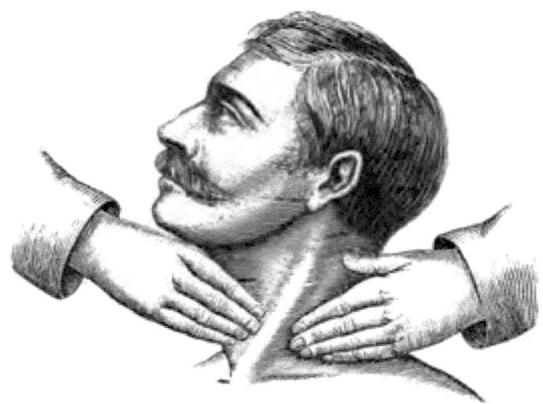

Fig. 4. Digitalcompression der Art. carotis.

gerade hinter dem Warzenfortsatz gestillt werden. (Fig. 5.) Blutungen aus den Bedeckungen des Schädels vor und über dem Ohre, durch Compression der Schläfenarterie. welche gerade vor dem äusseren

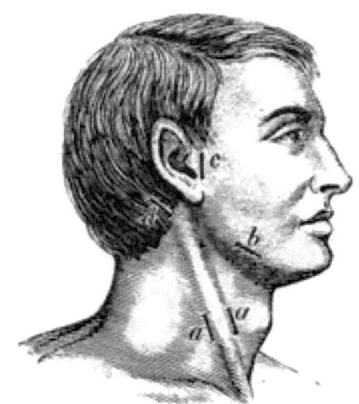

Fig. 5. Compressionspunkte der a=Art. carotis, b Art. maxillaris externa, c temporalis, d occipitalis.

Gehörgange senkrecht nach oben verläuft und wo sie durch ihre Pulsation leicht zu finden ist. (Fig. 5.) Wenn die Digitalcompression der Schläfenarterie (Art. temporalis) aus irgend einem Grunde nicht ausführbar ist. so kann man sich ein Compressorium auf folgende Weise improvisiren: Man legt ein zu einem einzigen Knoten zusammengebundenes Taschentuch auf die Arterie, gerade vor dem Ohre und bindet es daselbst mit zwei Tüchern fest und zwar auf solche Weise, dass das eine Tuch horizontal über Stirn und Hinterhaupt, das andere vertical über den Oberkopf und unter das Kinn herum verläuft; der Kreuzungspunkt beider Tücher liegt auf dem zusammengeknoteten, als Pelotte dienenden Taschentuche. (Fig. 6.) Sollte man eine Binde zur Hand haben, so wird man mit dieser den Verband um so leichter machen können; man nimmt dann die Binde am besten zweiköpfig, legt sie mit ihrer Mitte auf die improvisirte Pelotte und führt um die beiden Enden senkrecht über das Oberhaupt, resp. unter das Kinn herum; auf der gesunden Seite angelangt, werden die beiden

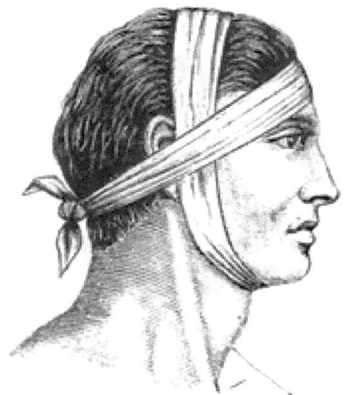 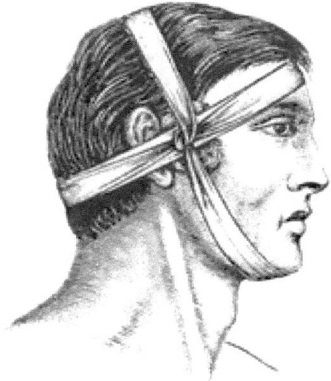

Fig. 6. Improvisirtes Compressorium für die Art. temporalis. Als Pelotte dient ein zusammengeknotetes Taschentuch; Fixation und Compression durch zwei einander über die Pelotte kreuzende Tücher.

Fig. 7. Dasselbe Compressorium mittelst einer Binde (fascia nodosa) hergestellt.

Enden der Binde vor der Schläfe gekreuzt, dann horizontal über Stirn und Hinterhaupt nach der kranken Seite zurückgeführt, hier abermals vor der Schläfe, resp. auf dem geknoteten Taschentuch gekreuzt und dann senkrecht wieder auf die andere Seite geführt und zusammengeknüpft. (Fig. 7.) Diesen Verband (Fascia nodosa) kann man sich in Ermangelung einer Binde durch zwei Taschentücher (oder zwei dreieckige Tücher) auf folgende Weise ersetzen: Die beiden Tücher werden mit zwei Zipfeln aneinander gebunden; nun legt man den durch das Zusammenknüpfen entstandenen Knoten an die gesunde Schläfe, führt die Tücher horizontal über Stirn und Hinterhaupt nach der kranken Seite, kreuzt sie hier über der Pelotte, führt sie dann in senkrechter Richtung über Oberkopf und unter dem Kinn wieder auf die andere Seite

zurück und knüpft hier die beiden anderen Enden fest zusammen.
(Fig. 8.) Zur Stillung einer Blutung aus der Art. temporalis oder
einer ihrer Aeste gehört im Allgemeinen kein starker Druck, so
dass ein solches Compressorium dem Kranken auch nicht viel Be-
schwerde machen wird.

Zur definitiven Blutstillung der Arterien der Kopfschwarte
wird sich der Chirurg am besten der Umstechung bedienen, da
eine Unterbindung mittelst Schieberpincetten einerseits durch den
straffen Bau der Kopfhaut, andererseits durch die häufig die Verwundung complicirenden Quetschungen meistens nicht thunlich ist.

S t i r n. Blutungen aus den Stirngefässen, werden ebenfalls
durch Compression der Art. temporalis zum Stehen gebracht.

G e s i c h t. Die unteren Theile des Gesichtes werden durch die
Art. maxill. externa versorgt, welche man über der Mitte des horizon-

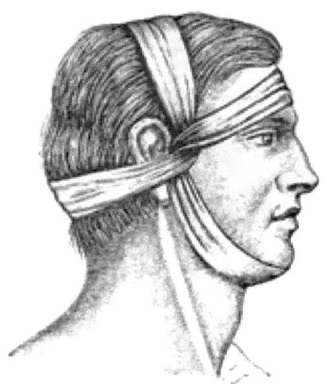 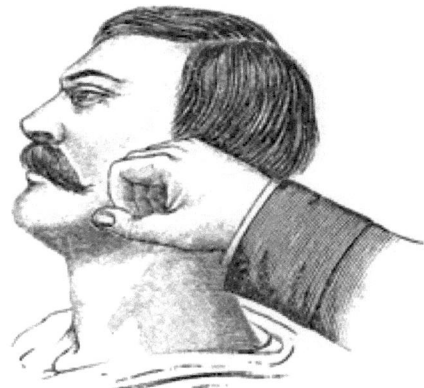

Fig. 8. Dasselbe Compressorium:
fascia nodosa aus zwei aneinander gebundenen Tüchern improvisirt.

Fig. 9. Digitalcompression der Art. maxill.
externa.

talen Theiles des Unterkiefers comprimirt. (Fig. 9.) Bei Wunden der
Lippen wird man die Blutung am besten hemmen, wenn man diese
zwischen Daumen und Zeigefinger fasst und etwas zusammendrückt:
bei Gesichtswunden wird in vielen Fällen eine Berieselung mit kaltem
Wasser, event. ein festanliegender Watteverband die Blutung stillen :
im Falle diese Mittel allein nicht ausreichen, schreite man zur Compression der Hauptadern, deren Verlauf aus Fig. 10 ersichtlich ist.

H a l s. Verletzungen der grossen Gefässe des Halses erfordern die schnellste Hilfe, wenn man den Kranken nicht der
Gefahr aussetzen will, sich in wenigen Minuten zu verbluten: man
thut hier am besten die verletzte Ader sofort mit den Finger in der
Wunde selbst zu comprimiren, und zwar so lange, bis dem Blessirten definitive chirurgische Hilfe zu Theil werden kann. Bei

Verletzungen der grossen Halsvenen verfährt man ebenso und sucht durch schleunigste Bedeckung der Wunde die Gefahr einer Aspiration von Luft in die Vene zu begegnen; sollte aber das Unglück bereits geschehen und der Patient schon asphyctisch sein, so suche man sein Heil in schneller Einleitung der künstlichen Respiration (s. unten). Wir haben am Anfange dieses Capitels davor gewarnt, die directe Compression mit dem Finger in der Wunde selbst auszuüben, da man den Kranken leicht dabei septisch inficiren könne, wenn wir nun bei Besprechung der

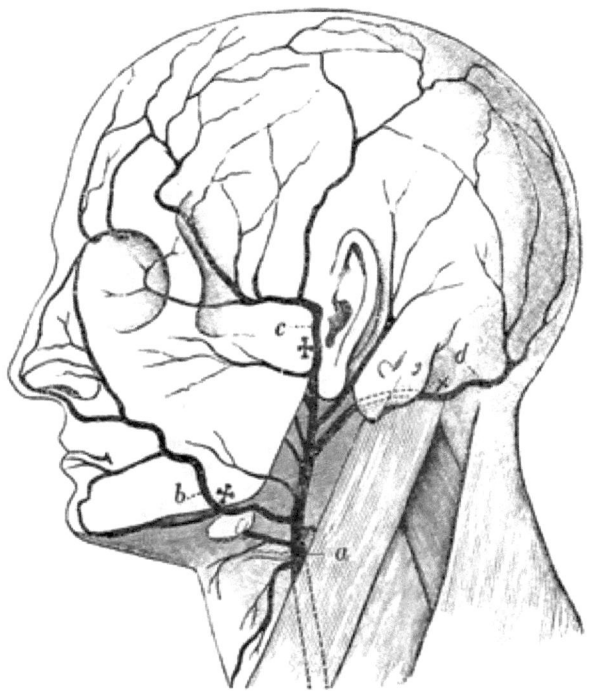

Fig. 10. Verlauf der Arterien am äusseren Schädel.
a Art. carotis externa, *b* Art. maxillaris externa, *c* Art. temporalis, *d* Art. occipitalis.
††† Die zur Digitalcompression geeignetsten Stellen der betreffenden Arterien.

Blutungen aus den Halsgefässen, uns selbst widersprechend dieses Verfahren dennoch anrathen, so geschieht es nur deshalb, weil hier schlechterdings jede andere Methode nicht ausreicht und man, selbst auf Gefahr hin, die Wunde septisch zu inficiren (was übrigens nicht unbedingt geschieht, sondern nur geschehen kann), hierbei doch mehr Chancen hat, das Leben des Verwundeten zu retten, als wenn man andere Methoden anzuwenden sucht, welche neben aller Unsicherheit der Wirkung die kostbaren Secunden verstreichen lassen, unterdessen der Kranke dem Blutverluste unterliegt.

Brust. Blutungen aus Wunden der Brust können sehr oft bedeutende Dimensionen annehmen; der Sitz der Verletzung ist dann gewöhnlich die Zwischenrippenarterie (Art. intercostalis). Ein gewissenhafter Chirurg wird sich hierbei niemals mit einer blossen Tamponade oder Compression begnügen, sondern, wenn irgend möglich, zur sofortigen Unterbindung schreiten; ist aber ärztliche Hilfe nicht bei der Hand, so wird man sich einstweilen doch mit der Tamponade oder mit der Digitalcompression in der Wunde behelfen müssen; zur definitiven Blutstillung reichen aber diese Methoden nicht aus, sie hemmen die Hämorrhagie momentan; solche Verwundete eignen sich absolut nicht zu einem Transport, bevor der Arzt der Wiederkehr der Blutung durch eine Ligatur vorgebeugt hat. Man wird hier gut thun, auf die Wunde selbst, sowie auch auf die Herzgegend kalte Compressen zu legen. Ist die Verletzung nicht perforirend, so macht die Blutstillung im Ganzen keine Schwierigkeiten, wie auch die Wunde selbst weniger Gefahren involvirt, als wenn die Brustwand penetrirt ist; hier finden oft Hämorrhagien in die Pleurahöhle statt, während man an der äusseren Wunde keine Spur davon bemerkt.

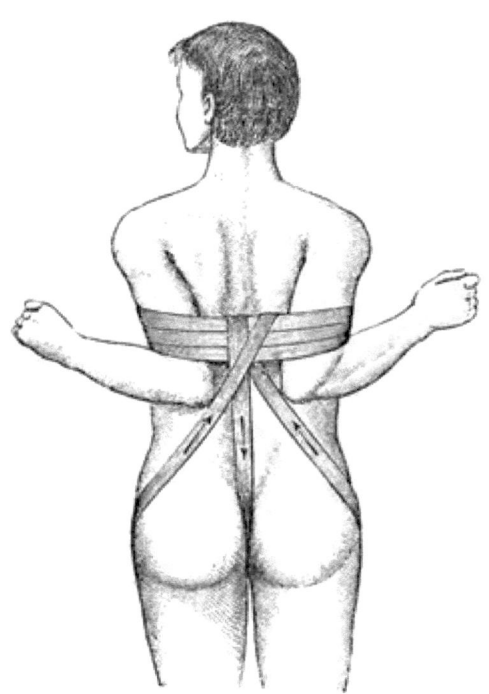

Fig. 11. Hyperflexion der Schultergelenke.

Blutungen aus der Lunge erkennt man, neben der perforirenden Brustwunde daran, dass der Blessirte blutigen Schaum aushustet; man mache auch hier kalte Ueberschläge auf die verletzte Thoraxhälfte und lagere den Kranken so, dass er auf der kranken Seite liegt. Dabei verbiete man ihn unbedingt alles Sprechen, Husten u. dgl. und bewahre ihm so viel wie möglich vor jeder Aufregung. Die äussere Wunde ist sofort zu verschliessen. Nimmt die Blutung gefahrdrohende Dimensionen an, so wird der Rath Chassaignac's, Luft in die verletzte Pleurahöhle zu blasen, um dadurch die Lunge zum Collaps zu bringen, mitunter am Platze sein. Es ist indessen selbstverständlich, dass diese Operation nur von einem Arzte ausgeführt werden darf.

An dieser Stelle möchten wir vor dem weit verbreiteten Gebrauche, Kranken, welche Blut husten, kaltes Wasser oder Eisstückchen schlucken zu lassen, dringend warnen. Nach dem physiologischen Experiment wird durch Einbringung von Eisstücken in den Magen der allgemeine Blutdruck erhöht, und damit die Gefahr einer Lungenblutung nur gesteigert; es ist eine bekannte Thatsache, dass ein kalter Trunk häufig die Ursache einer Brustfellentzündung ist; hier wird eben der Blutzudrang nach den Brusteingeweiden bis zur Entzündung gesteigert; ein solcher Zudrang des Blutes würde bei einer Lungenwunde die Hämorrhagie nur noch vermehren.

B a u c h. Bei Blutungen aus Wunden des Unterleibes gelten dieselben Regeln, wie wir sie bei den Brustwunden erwähnten. Ist der Magen mit eröffnet, so kann man die oft sehr beträchtliche Blutung durch Verschlucken von Eispillen, von kleinen Portionen Schnee oder kaltes Wasser zu stillen suchen; hier wirkt die Kälte örtlich auf das verletzte Gefäss, und befördert dessen Contraction.

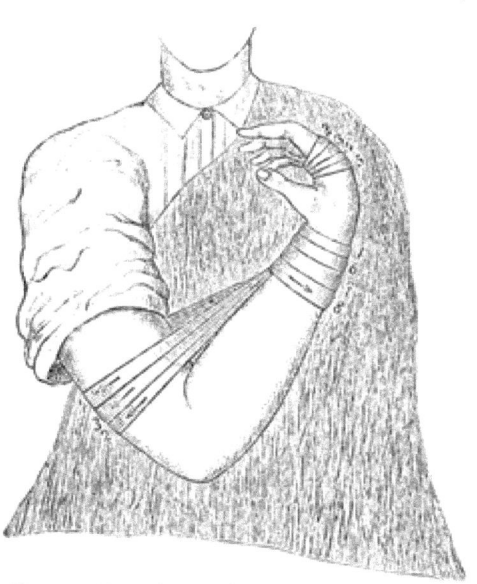

Fig. 12. Hyperflexion des Ellenbogen- und Hand geleuks.

O b e r e   E x t r e m i t ä t. Bei Blutungen aus den Gefässen der oberen Extremität, ist, solange keine Knochenbrüche vorhanden sind, die Hyperflexion das geeignetste improvisirte Hämostaticum. Bei Hämorrhagien aus der Oberarmarterie (Art. brachialis) werden die beiden Ellenbogen des Patienten bei gesenkten Schultern einander auf dem Rücken möglichst genähert und daselbst durch eine Binde oder ein Tuch fixirt. (Fig. 11.)

Bei Blutungen aus dem Vorderarm wird der Ellenbogen möglichst flectirt und in dieser Stellung durch eine Binde oder ein Tuch festgehalten; bei Blutungen aus der Hand flectirt man zugleich den Ellenbogen und das Handgelenk und erhält die Extremität in solcher Lage, bis die definitive Hilfe einschreitet. (Fig. 12.)

Von allen Methoden der Blutstillung ist keine so leicht ausführbar als die Hyperflexion; sie ist eine Improvisation in des Wortes vollster Bedeutung. Leider ist sie aber bei Anwesenheit von Fracturen nicht anzuwenden und hier tritt dann die Compression des Hauptstammes in ihre Rechte. Diese wird bei hohem Sitze der Verwundung in der Achselhöhle stattfinden müssen, indem man die Ader an der vorderen

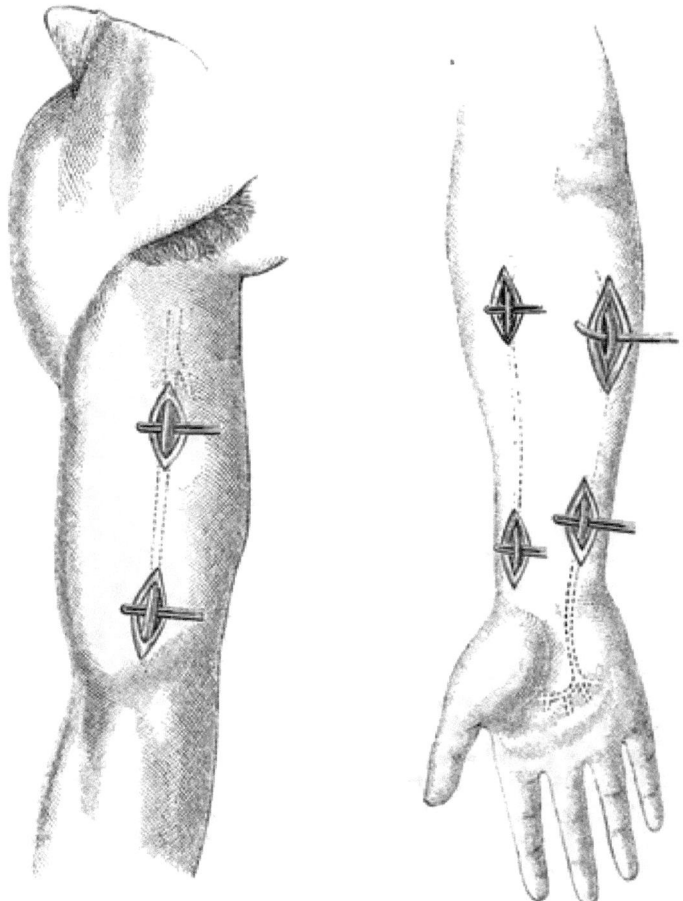

Fig. 13. Verlauf der Oberarmarterie.   Fig. 14. Lage der Vorderarmarterien.

Grenze des Haarwuchses gegen den Kopf des Oberarmknochens andrückt; die Pulsation wird in den meisten Fällen die Finger auf die richtige Stelle leiten. (Fig. 13.) Sitzt die Wunde weiter unten, so comprimirt man in der Mitte des Oberarmes an dessen innerer Seite; man fühlt hier die Arterie leicht in der Rinne, welche vom Ellenbogengelenk nach der Achselhöhle verläuft. (Sulcus bicipitalis internus.) (Fig. 14.)

Vorderarm. Bei Blutungen aus den Arterien des Vorderarmes wird man häufig mit einem fest angelegten Verbande zum Ziele gelangen; wenn aber ein solcher wegen einer vorhandenen Fractur nicht wohl thunlich ist, so wird man sich auch hier vor der Hand mit der Compression behelfen müssen. Die beiden Arterien des Vorderarmes (Art. radialis und Art. ulnaris) fliessen in der Hohlhand direct zusammen (Fig. 15); bei Compression des

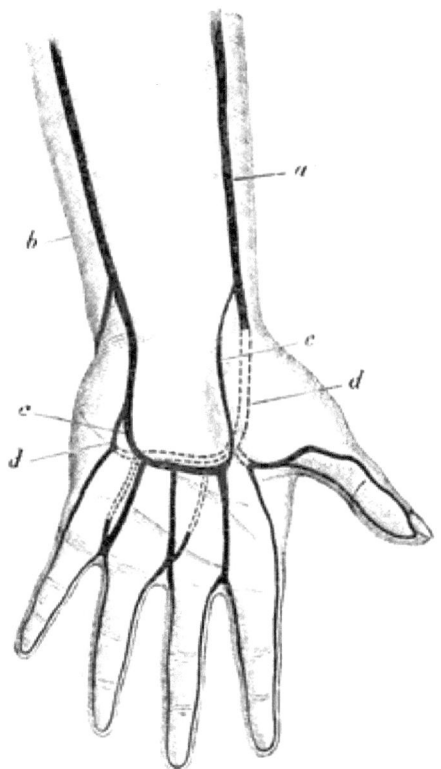

Fig. 15. Verlauf der Arterien in der Hohlhand.
a Art. radialis, *b* Art. ulnaris, *c* Arcus palmaris sublimis (oberflächlicher Hohlhandbogen), *d* Arcus palmaris profundus (tiefer Hohlhandbogen).

einen dieser Gefässe, würde sich sofort ein Collateralkreislauf ausbilden und die Blutung ungestört weiter bestehen; deshalb wird man auch bei Blutungen aus dem Vorderarm am besten die Oberarmarterie entweder an den bereits angeführten Stellen oder auch in der Ellenbeuge comprimiren. Die Digitalcompression kann hier zweckmässig durch ein Tourniquet ersetzt werden.

Hand. Blutungen aus der Hohlhand stillt man sehr sicher durch directe Compression; man legt auf die Wunde einen Charpie-

oder Wattebausch und einen ebensolchen auf den Handrücken,
dem ersten gerade gegenüber; auf jeden dieser Bäusche kommt nun
ein fingerdickes Holzstäbchen, welches die Hand zu beiden Seiten
um 1 bis 2 Zoll überragt; indem man nun die sich gegenüber
liegenden Enden dieser Stäbchen durch eine Schnur oder einen
Bindfaden fest gegeneinander anzieht, übt man eine genügend
starke Compression aus, um die Blutung zum Stehen zu bringen.

Sollte sich die Compression der Hauptader als nicht genügend erweisen, um die Blutung aufhören zu lassen, so wird man
sich, als letztes Mittel, zur Umschnürung des Gliedes gedrängt
sehen. Man bedient sich hierzu, in Ermangelung eines elastischen
Schlauches, am besten eines Hosenträgers, den ja fast jeder Verwundete trägt; man schlingt denselben oberhalb der Verletzung so
fest um den Oberarm zusammen, bis die Blutung steht; grössere
Gewalt anzuwenden und die Constriction noch weiter zu treiben

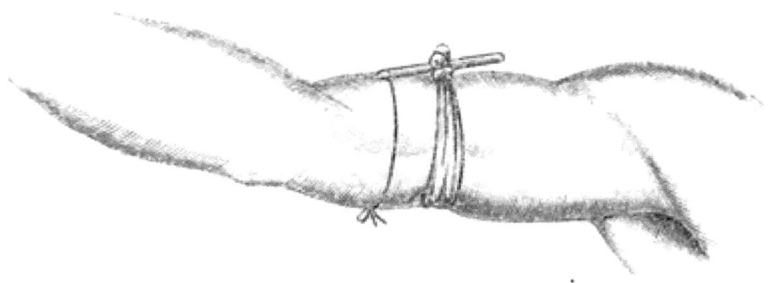

Fig. 16. Constriction mittelst eines Tuches und eines Knebels.

wäre unnütz und gefährlich. Diesem einfachen Umschnürungsbande
wird man sehr zweckmässig einen etwa fingerdicken Knebel aus
festem Holze zufügen können; dieser kommt mit unter das
Band zu liegen und nachdem letzteres nur lose geknüpft wurde,
wird es durch kreisförmige Bewegungen des Knebels fester und
fester gezogen. Man kann mit dieser sehr einfachen Vorrichtung die
Weite der Schlinge und damit den Druck auf die Weichtheile sehr
leicht ändern; man kann den Druck, ohne ihn ganz aufhören zu
lassen, lindern und damit zur Schonung der Weichtheile sehr viel
beitragen, man kann auf diese Weise der Constriction eben genau
den Grad der Kraft ertheilen, welcher just zur Hemmung der
Hämorrhagie nothwendig ist. Ist einige Zeit verflossen, so wird
man auch häufig durch Rückwärtsdrehen des Knebels den Druck
mildern können ohne dass die Blutung wiederkehrt, und sollte
dieses aber dennoch geschehen, so kann sie durch sofortiges
Vorwärtsdrehen gleich wieder zum Aufhören gebracht werden.
(Fig. 16.)

Blutungen aus den Venen der oberen Extremität werden am besten durch einen festanliegenden Verband gestillt; ist aber ein solcher nicht zu beschaffen, so wird man sein Heil in der verticalen Suspension des Armes, eventuell in der Digitalcompression in der Wunde selbst suchen müssen.

Untere Extremität. Auch bei Blutungen aus den unteren Extremitäten ist immer, wenn nicht die Anwesenheit einer Fractur diese Methode contraindicirt, zuerst die Hyperflexion zu versuchen.

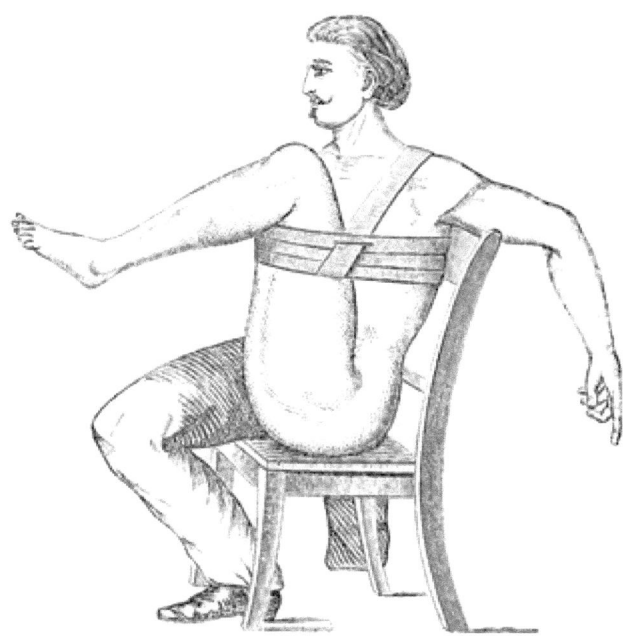

Fig. 17. Hyperflexion des Hüftgelenks.

Bei Verletzungen der Oberschenkelarterie (Art. femoralis) wird das Bein im Hüftgelenk gebengt und mit einer Binde oder einem gut gepolsterten Riemen fest gegen die Brust gebunden. (Fig. 17.) Die Polsterung muss hauptsächlich in der Kniekehle reichlich sein. Hämorrhagien aus den Gefässen des Unterschenkels werden durch starke Beugung des Beines im Kniegelenk gestillt (Fig. 18), wobei man indessen gut thun wird, einen Tampon, z. B. ein zusammengeknotetes Taschentuch oder dgl. in die Kniekehle zu legen; man wird hier zu gleicher Zeit dadurch die Compression ausüben. Oftmals wird man sich auch genöthigt sehen, das

Hüftgelenk zugleich mit dem Kniegelenk zu flectiren, wenn letzteres
allein zur Stillung der Blutung nicht ausreichen sollte. Bei Verletzungen der Gefässe des Fusses, wird dieser in starker Dorsalflexion, bei zugleich im Knie flectirtem Unterschenkel, gegen letzteren
festgebunden. Uebrigens wird man bei Blutungen aus dem Fusse
bequemere andere Methoden einschlagen.

Wo die Hyperflexion wegen Knochenbrüchen oder Gelenkwunden nicht ausführbar ist, wird man sich zur Compression
genöthigt sehen, welche man, je nachdem, entweder mit dem

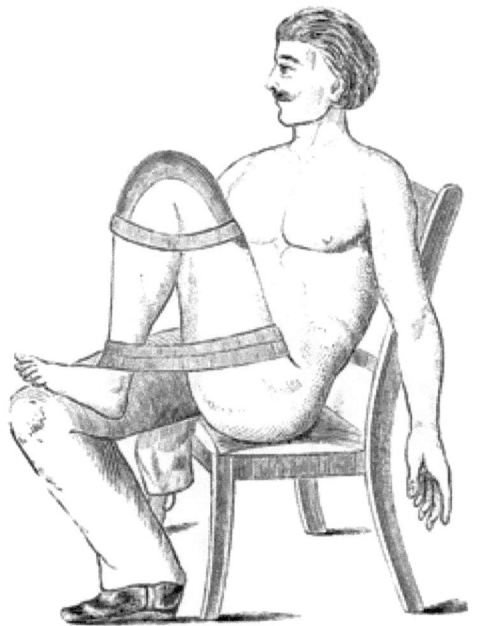

Fig. 18. Hyperflexion des Kniegelenks.

Finger oder mit einem Tourniquet ausüben kann. Man findet
die Arterie in der Schenkelbeuge, etwa in der Mitte zwischen
dem vorderen Darmbeinstachel und der Schambeinfuge (Symphisis
ossium pubis); in ihrem weiteren Verlaufe erstreckt sie sich
nicht ganz bis zur Mitte des Oberschenkels und geht dann in
die Tiefe, so dass eine wirksame Compression der Ader nur
oberhalb der Mitte des Schenkels stattfinden kann. (Fig. 19.) Man
fühlt sie daselbst pulsiren, wenn man den Oberschenkel von
aussen her mit der Hand umfasst und die Finger in die Rinne
hineindrückt, welche von der inneren Seite des Knie's schräg
nach oben und aussen gegen die Leistenbeuge zu verläuft.

Bei Blutungen aus dem Unterschenkel, welche eine Compression der Art. femoralis nöthig erscheinen lassen, wird man diese am besten in der Kniekehle, zwischen den Sehnen, welche dort zu beiden Seiten nach oben verlaufen, vornehmen; hier liegt die Ader wieder ziemlich oberflächlich. (Fig. 20.)

Um sich zur Compression der Art. femoralis ein Tourniquet zu improvisiren, verfährt man am einfachsten auf folgende

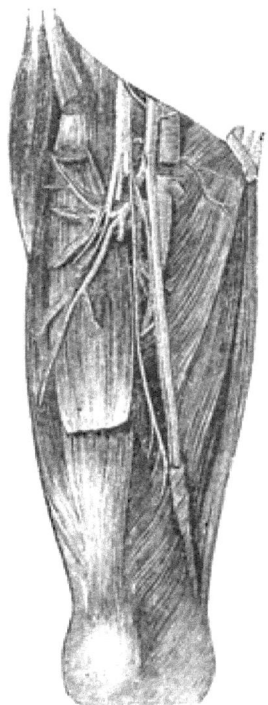 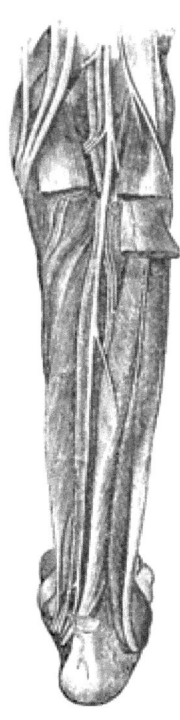

Fig. 19. Verlauf der Schenkelarterie.

Fig. 20. Verlauf der Schenkelarterie
in der Kniekehle.

Weise: man nimmt eine grössere Compresse, welche man so faltet, dass sie ein längliches Viereck von ziemlicher Dicke bildet; diese legt man nun an der beschriebenen Stelle auf die Ader, und drückt sie mit einem um den Schenkel geschlagenen Riemen fest gegen dieselbe an. (Fig. 21.)

Muss ein Verwundeter mit einem Knochenbruch und mit einer gefahrdrohenden Blutung einen längeren Transport aushalten, bevor ihm operative Hilfe (Ligatur der Arterie) zu Theil werden kann, so wird man am besten dem Rathe Sarasin's folgen und dem Kranken einen Gypsverband anlegen, in welchen

man nach dem Erhärten über dem Verlaufe der Arterie ein
Fenster einschneidet, dasselbe fest mit Compressen oder Tüchern
ausfüllt und mit einem Riemen, den man über den Verband legt,
fest gegen die Ader andrückt.

Reicht man mit der Compression des Hauptstammes nicht
aus, so wird man zur Constriction des Oberschenkels schreiten
müssen, wobei wir auf das verweisen, was wir bereits bei der
Umschnürung der oberen Extremität erörtert haben.

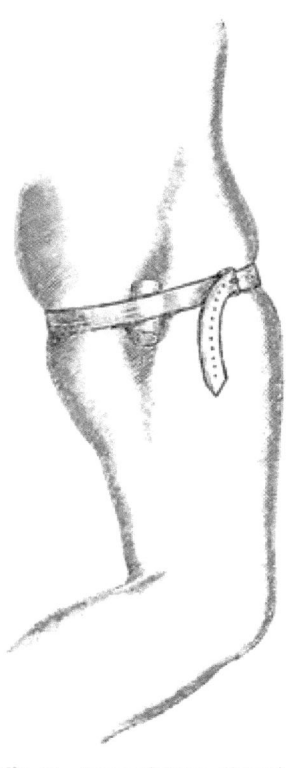

Acute Anämie. Ist die Verblutung, bevor rasche Hilfe eintreffen
konnte, zu einem solchen Grade gediehen,
dass der Verwundete ohnmächtig oder
gar bereits sterbend ist, so wird oft zur
Erhaltung des fliehenden Lebens die
Transfusion indicirt sein; da aber diese
Operation und deren Vorbereitung Zeit
in Anspruch nehmen und da ausserdem
nicht immer Jemand, der die Operation
zu machen versteht, anwesend sein wird,
so gilt es durch rasches und entschlossenes
Handeln, die köstlichen Augenblicke
schnell zu benützen, um das fliehende
Leben zurückzuhalten. Vor allen Dingen
lagere man den Kranken so, dass sein
Kopf nach unten hängt, während der
Körper und die Beine erhöht liegen; in
verzweifelten Fällen wird man oft gut
thun, diese Lagerung so weit zu treiben,
dass der Patient buchstäblich auf dem
Kopfe steht. Hat man Binden bei der
Hand, so umwickelt man beide untere
Extremitäten fest und suche damit das
Blut nach den edleren Organen, besonders
nach dem Herzen und dem Hirn, zu ver-
drängen. Ein Verblutender stirbt nicht
eigentlich unmittelbar aus Mangel an
Fig. 21. Improvisirtes Tourni-   Blut, sondern wegen der sistirenden Herz-
quet, aus einer aufgerollten Binde bewegungen in Folge ungenügender Fül-
und einem Riemen bestehend.   lung der Ventrikel; es muss daher das
noch im Körper befindliche Blut zur Erhöhung des arteriellen
Druckes benützt werden und dieses erreicht man durch die er-
wähnte Lagerung einmal, mehr aber noch durch die Expulsion
des Blutes aus den Extremitäten. (Autotransfusion.)

Es gelingt dabei nicht selten, dass Nahrungsmittel zur
Wirkung gelangen können, besonders wenn sie durch excitirende
Mittel, wie Wein, Branntwein oder dgl. unterstützt werden,

Immerhin kann man durch dieses Verfahren, welches so einfach
ist und weiter keiner Vorbereitungen bedarf, noch manches Leben,
welches sonst rettungslos verloren gewesen wäre, bis zum Eintreffen ärztlicher Hilfe und bis zur Vornahme der Transfusion
festhalten.

Man wird darauf achten müssen, dass jeder durch Blutverlust erschöpfte Patient durch warme Getränke, Wärmflaschen,
Decken u. dgl. warm erhalten werde.

II. Die Behandlung der nach einer Verletzung plötz-lich auftretenden, gefahrdrohenden Symptome.

Wir wollen in diesem Capitel einiger schwerer Krankheits-
erscheinungen, welche häufig sofort nach Verwundungen auftreten,
erwähnen. Deren Behandlung wird in den meisten Fällen improvisirt werden müssen, da in Anbetracht der hohen Gefährlichkeit
dieser Erscheinungen ein Abwarten auf das Eintreffen regelrechter
Kunsthilfe oft nicht thunlich ist, wenn man nicht riskiren will,
dass der Kranke vorher zu Grunde geht. Es gehören hierher der
Shoc und die Gehirnerschütterung.

Mit dem Namen Shoc bezeichnet man einen Complex nervöser
Erscheinungen, welche unmittelbar nach einer Verletzung auftreten
und oft zum Tode führen, ohne dass genügende anatomische
Veränderungen diesen Ausgang zu erklären vermöchten. Der
Shoc ist eine reflectorische Lähmung der Herz- und Respirations-
thätigkeit, durch eine heftige nervöse Erregung hervorgerufen.
Das Bild, das der Kranke darbietet, ist dasjenige einer tiefen
Depression: er liegt still und theilnahmlos da, die Augen sind
von den Lidern halb bedeckt, der Blick gleichgiltig oder starr in
die Ferne gerichtet. Die Körperwärme ist stark gesunken, die
Haut und Schleimhäute sind blass, ein wenig cyanotisch. Die
Empfindlichkeit ist stark herabgesetzt, die Glieder hängen wie
todt. Der Puls ist kaum fühlbar, sehr schnell und unregelmässig;
die Athmung hat ihren Rhythmus verloren und macht beängstigende
längere Pausen. Dabei ist das Bewusstsein erhalten. Dieser Zustand
der Depression geht gewöhnlich bald in die erethische Form über;
den Kranken überkommt eine unbeschreibliche Beklemmung und
Todesangst, er wird unruhig, fängt an am ganzen Körper zu
zittern, wirft sich umher, stöhnt oder schreit und geberdet sich
wie ein Tobsüchtiger. Sehr häufig tritt Erbrechen und qualvolles
Würgen hinzu, ebenso unfreiwilliger Abgang von Stuhl und Urin.
Die erethische Form des Shoc's hat eine Dauer von Minuten bis
zu einigen Stunden; der Depressionszustand kann Tage lang an-
dauern und ist weitaus die gefährlichere Form. Der Tod erfolgt

unter raschem Verfall der Kräfte, unter Erscheinungen der tiefsten
Prostration.

Der Shoc wird am häufigsten hervorgerufen durch Prell-
schüsse, durch grobes, mattes Geschoss; er ist selten bei perforirenden Schusswunden durch Gewehrprojectile, wie auch bei Verletzungen durch blanke Waffen. Besonders sind es Stösse auf die
Magen- und Unterleibsgegend, welche jene Erscheinungen hervorrufen; eine an sich unbedeutende Erschütterung des Hodensackes
erzeugt häufig den Shoc; Quetschungen desselben können die
schwersten Formen veranlassen und rasch eintretenden Tod zur
Folge haben.

Die Behandlung des Shoc's wird hauptsächlich eine excitirende sein müssen; der Kranke muss zuerst von allen drückenden
und beengenden Kleidungsstücken befreit werden, Brust und Hals
sind zu entblössen; kann der Patient schlucken, so reiche man
ihm Branntwein oder Wein und letzteren womöglich erwärmt,
zu gleicher Zeit suche man durch starkes Frottiren der Haut mit
der flachen Hand oder mit wollenen Tüchern die Körperwärme
zu steigern, wobei sich auch warme Tücher oder Wärmflaschen
als sehr nützlich erweisen. Dabei suche man, so lange noch
Lebensgefahr droht, die künstliche Respiration anzuwenden;
man lagere dabei den Kranken so, dass Kopf und Oberkörper
etwas erhöht liegen, nimmt nun seine beiden Arme und hebt sie
in der Richtung der Körperaxe zu beiden Seiten des Kopfes gestreckt empor; nachdem man sie etwa 2 Secunden so erhalten
hat, senkt man sie wieder herab und drückt sie an die beiden
Seiten der Brust an; darauf wieder Hebung und wieder Senkung
u. s. w. (Fig. 22 a, 22 b.) Man setzt dieses Manöver so lange fort,
bis der Patient von selbst wieder athmet; der erste ergiebige
Athemzug wird sich durch eine schnelle Aenderung der Gesichts-
farbe bemerkbar machen, die vorherige cyanotische Blässe schwindet
und der Kranke bekommt wieder ein besseres Aussehen.

Von der medicamentösen Behandlung ist hier nicht der Ort
zu reden; man wird auch die als wirksam empfohlenen Mittel,
wie Strychnin, Calabar etc. im Felde nicht bei der Hand haben.
Patienten, die noch die Erscheinungen des Shoc's zeigen, dürfen
weder chloroformirt noch operirt werden.

Hirnerschütterung entsteht durch Einwirkung einer
stumpfen Gewalt auf den Schädel; sie wird im Kriege am häufigsten durch matte Geschosse, durch Kolbenstösse oder durch einen
Fall auf den Kopf verursacht; dabei kann der Schädel gebrochen
sein oder auch nicht. Die Bewusstlosigkeit, wie sie nach perforirenden Schädelwunden oft auftritt, kommt nicht immer auf
Rechnung einer Hirnerschütterung; sie ist hier meistens die Folge
einer Verletzung des Gehirnes selbst, oder der Compression durch
Blutergüsse innerhalb des Schädels. Unter den Symptomen der

Hirnerschütterung tritt die Bewusstlosigkeit in den Vordergrund und dadurch unterscheidet sich dieses Leiden hauptsächlich von dem Shoc, bei welchem das Sensorium niemals getrübt ist. Der

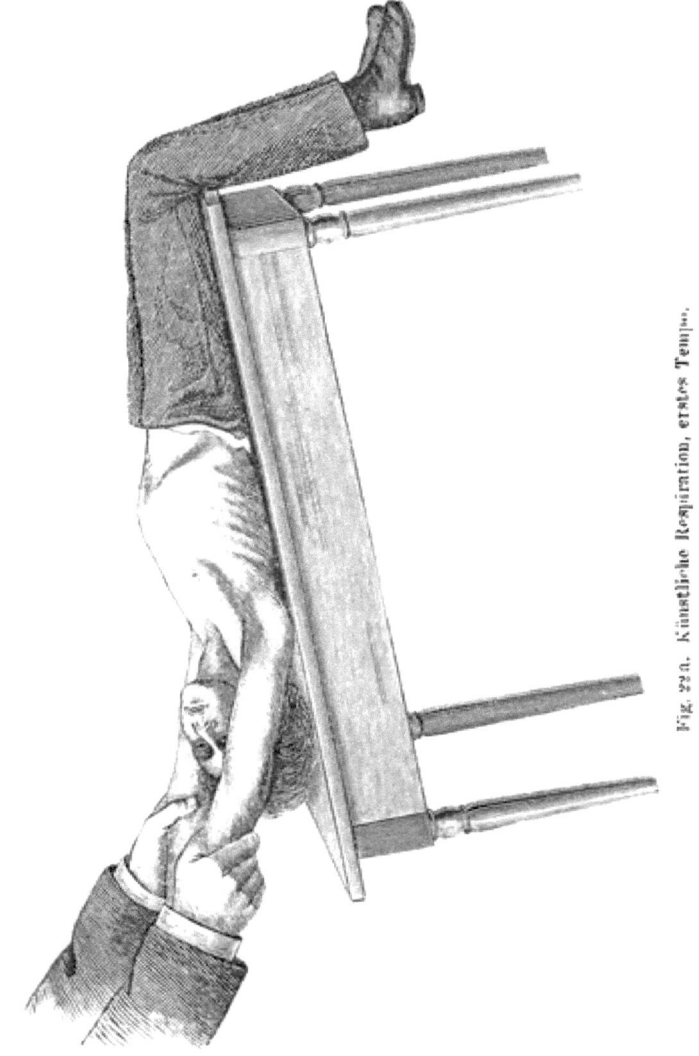

Fig. 22a. Künstliche Respiration, erstes Tempo.

Kranke liegt da wie todt, mit erweiterten Pupillen, und nur der langsame, volle Puls und die langsame, oberflächliche, oft röchelnde und aussetzende Respiration deuten darauf hin, dass das Leben

noch nicht entflohen ist: Erbrechen und unwillkürlicher Abgang
von Stuhl und Urin sind häufig. Nach einer verschieden langen
Dauer dieses Zustandes (einige Minuten, Stunden, oder selbst
Tage) wird der Kranke unruhig; die anfangs kühle Haut erwärmt

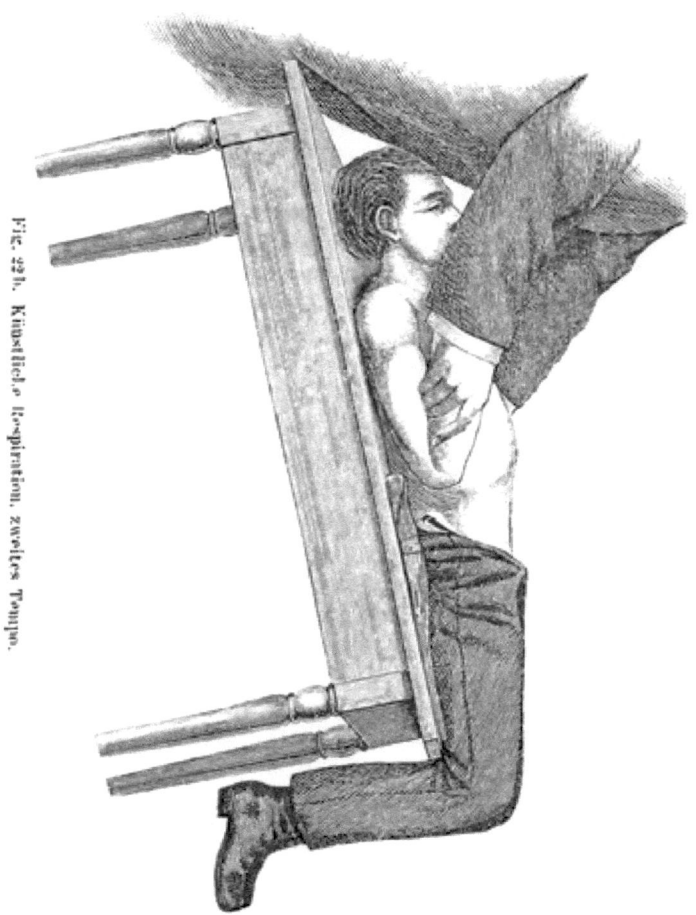

Fig. 23b. Künstliche Respiration, zweites Tempo.

sich über die Norm, der Puls wird klein und schnell und der
noch halb bewusstlose Patient klagt über Kopfschmerzen und
grosse Mattigkeit: zuweilen stellen sich jetzt auch Delirien ein.
Schwere Formen der Gehirnerschütterung führen leicht zum Tode.
Die leichteren Formen, welche sich durch schnell vorübergehenden

Schwindel, durch Blässe, Uebelkeit, taumelnden Gang, Erbrechen
und leichte Trübung des Bewusstseins kennzeichnen, haben oft
die schlimmsten Nervenleiden, wie Epilepsie, Neuralgien, Geistes-
störungen etc. im Gefolge.

Bei der Behandlung dieses Leidens hat man sich, so lange
der Kranke bewusstlos ist, vor der viel angewendeten Eisblase,
oder vor kalten Umschlägen auf den Kopf zu hüten; der langsame
und volle Puls ist trügerisch und bedeutet hier nicht einen ver-
mehrten Blutzudrang nach dem Gehirn. Man lagere den Kranken
so, dass der Kopf tief liegt und erwärme die äussere Haut durch
Frottiren oder durch Wärmflaschen; man gebe ihm keine Reiz-
mittel, keinen Wein, keinen Branntwein, den der Kranke in den
meisten Fällen auch nicht wird schlucken können und wodurch
man oft die Gefahr einer Erstickung herbeiführt. Ist die schwere
Bewusstlosigkeit vergangen und macht ihr eine Unruhe und Er-
regtheit Platz, so werden kalte Ueberschläge auf den Kopf indicirt sein. Der Kranke muss längere Zeit von jeder gemüthlichen
und geistigen Aufregung ferngehalten werden; die Nahrungsmittel
müssen ihm knapp, alkoholische Getränke am besten gar nicht
zugeführt werden.

III. Die antiseptische Wundbehandlung im Felde und deren Improvisation.

Die typische Lister'sche Verbandmethode ist auf den Verbandplätzen des Schlachtfeldes nicht durchführbar; sie erfordert
zu viel Zeit und Mühe und woher soll man, während eine Schlacht
im Gange ist und die Verwundeten von allen Seiten den Verbandplätzen zuströmen, die nöthigen Sanitätspersonen hernehmen,
um alle Blessirten nach jener zwar ausgezeichneten, aber doch
umständlichen Methode zu verbinden. In vielen Fällen mangelt
auch das nöthige Wasser um Hände, Instrumente, Schwämme
und dergl. sauber zu erhalten und selbst, wenn solches vorhanden
wäre, so würde der Staub und Schmutz, der auf den Verbandplätzen nicht zu vermeiden ist, die volle Wirkung jener Methode
noch in Frage stellen. Es kommt darauf an, den Verwundeten
möglichst schnell zu verbinden; von der schnellen Occlusion der
Wunde hängt hauptsächlich der weitere günstige Verlauf ab und bei
einem oft so bedeutendem Krankenmaterial, wie es eine Schlacht
liefert, ist eine jede Verbandmethode, die viel Zeit beansprucht,
nicht durchführbar, leider auch dann nicht, selbst wenn in ihr
die meisten Chancen liegen, so manchem Kranken Leben und
Glieder zu erhalten.

Die antiseptische Wundbehandlung hat den Zweck, Fäulniss-
processe von der Wunde fern zu halten, oder solche wieder rück-
gängig zu machen, falls sie bereits eingetreten sein sollten. Diese
Fäulniss besteht in einer chemischen Veränderung der Wundsecrete,
deren Endproducte auf die Wunde und ihre Umgebung entzünd-
lich und bei Aufnahme in den Blutstrom fiebererregend wirken.
Diese chemische Veränderung der Secrete wird hervorgerufen durch
Bacterien, welche von Aussen her in die Wunde gelangen und
daselbst ein Gift erzeugen, welches bei der Aufnahme in's Blut
Krankheit und Tod bewirkt. Eine solche Infection kann durch das
Projectil verursacht werden, welches z. B. Erde, Schmutz, Kleider-
fetzen oder dergl. Keimträger mit einführt; auf der anderen Seite
ist aber bei der grossen Durchschlagskraft der modernen Projectile
ein Mitnehmen und Steckenbleiben fremder Körper in der Wunde
relativ selten; ferner ist die äussere Wunde in den meisten Fällen
sehr klein, die Haut sehr oft verschoben, so dass schon dadurch
mehr oder weniger ein Abschluss der tiefer gelegenen Theile
erfolgt.

Man wird es sich zum Grundsatz machen müssen, auf dem
Verbandplatze keine Wunde zu berühren, weder mit den Fingern,
noch mit der Sonde; man betrachte die Wunde als ein „noli me
tangere" und schreite nur dann zu einer Untersuchung derselben,
wenn durch eine starke Blutung oder dergl. ein längeres Zu-
warten, bis der Verwundete im Feldlazareth untergebracht ist
(was gewöhnlich innerhalb 24—48 Stunden geschehen sein kann),
ohne Gefahr für den Kranken nicht möglich ist. Es wird von
Anfang an darauf hin zu streben sein, einen Schorf zu erzielen,
welcher alle äusseren Einflüsse von der Wunde fern hält und
unter welchem sich der Heilungsprocess aseptisch vollziehen kann.
Zu diesem Zwecke lege man auf die Wunde einen antiseptischen
Ballen, welcher mit einem dreieckigen oder irgend einem anderen,
aber immer womöglich sauberem Tuche fixirt wird. Was die Wahl
des Antisepticums anbelangt, so kommt es weniger darauf an und
man wird in den meisten Fällen auch keine grosse Auswahl haben.

In beinahe jeder europäischen Armee trägt der in den Krieg
ziehende Soldat Verbandzeug mit sich; beim deutschen Soldaten
besteht dasselbe aus einem Stück alter Leinwand, einem kleinen
dreieckigen Tuche und etwa 15 Gramm Charpie. Dieses hat der
Infanterist in der linken Hosentasche, Husaren und Ulanen tragen
es im Vorderschoss des Atilla eingenäht; in anderen Armeen hat
der Soldat sein Verbandzeug im Tornister. Im Nothfalle fehlte
es demnach nicht an Verbandmaterial, indessen ist die Art, wie es
getragen wird, nur zu sehr dazu geeignet, es mit infectiösen
Keimen zu imprägniren. Man wird daher besser thun, diese
Verbandstoffe nicht zu gebrauchen, wenigstens nicht ohne sie
vorher gründlich desinficirt und mit antiseptischen Substanzen

imprägnirt zu haben und dieses geschieht am besten in der Weise,
dass man diese Stoffe mit Carbolwasser imprägnirt, bevor man
sie zum Wundverbande benützt.

Da man auf dem Verbandplatze wohl fast immer einer Waage,
eines Messgefässes oder einer Mensur ermangeln wird, so ist es
nothwendig, wenigstens annäherungsweise die Löslichkeitsver-
hältnisse der Carbolsäure zu kennen, um sich das nöthige Verband-
wasser darzustellen. Die krystallisirte Carbolsäure löst sich zu $5^0/_0$
in Wasser auf: hat man also die Säure in der gewöhnlichen
festen Form zur Hand, so genügt es, die meist nicht ganz vollen
Flaschen mit Wasser anzufüllen und einige Stunden bei gewöhnlicher
Temperatur stehen zu lassen und von Zeit zu Zeit umzuschütteln:
die flüssige Schicht, welche alsdann über der noch ungelösten
Carbolsäure lagert, wird demnach eine $5^0/_0$ige Lösung desselben
darstellen und diese letztere kann man nun beliebig mit Wasser
verdünnen. Hat man aber concentrirte, flüssige Carbolsäure, so
muss man wissen, dass etwa 20 Tropfen davon 1 Gramm wiegen:
ein Kaffeelöffel voll etwa 4 Gramm, ein Esslöffel voll etwa 12 Gramm.
Von den gewöhnlichen Weinflaschen fasst eine etwa 700 Gramm
Wasser, ein gewöhnliches Trinkglas etwa 150 Gramm. Wenn
man sich nun, ohne über Maasse und Gewichte verfügen zu können,
z. B. eine $5^0/_0$ige Carbolsäurelösung bereiten will, so nimmt man
3 Esslöffel voll flüssiger concentrirter Carbolsäure auf eine gewöhnliche Weinflasche voll Wasser: zur Bereitung einer $2^1/_2^0/_0$igen
Lösung würden natürlich schon $1^1/_2$ Esslöffel voll genügen, u. s. w.

Salicylsäure löst sich in Wasser mittlerer Temperatur zu
$^1/_3^0/_0$ auf: diese Lösung ist die gewöhnlich angewendete; sie ist
stark genug, um die Entwickelung von Bacterien zu verhindern:
Carbolsäure erreicht diese Wirkung schon in einer Verdünnung
von $^1/_2^0/_0$; schwächere Lösungen haben auf septische Processe
keinen Einfluss mehr.

Um sich nun einen antiseptischen Occlusionsverband zu
improvisiren, kann man die Verbandstücke, die der Soldat bei sich
trägt, dann benutzen, wenn man die Charpie in $5^0/_0$ Carbolsäure
einlegt, einige Augenblicke darin liegen lässt, sie fest ausdrückt
und nun die Wunde damit bedeckt, dann eine ebenfalls in diese
Carbollösung (resp. Salicyllösung) eingetauchte Compresse darüber
legt und nun das Ganze mit einem Tuche verbindet. Die Wunde
selbst wird nur bei sehr starker Verunreinigung mit $5^0/_0$ Carbollösung ausgespült, sonst wird nur ihre Umgebung damit abgewaschen. In diesem Falle würde eine $5-10^0/_0$ige Chlorzinklösung
allerdings noch vorzuziehen sein. Hat man gar keine antiseptischen
Substanzen und kein Verbandmaterial zur Verfügung, so kann
man die Verbandstoffe, die der Soldat bei sich trägt, nur dann
anwenden, wenn man sie vorher etwa $1^1/_2$ Stunde lang in Wasser
gesotten hat, wozu man im Felde noch hie und da Gelegenheit

haben wird; die gut ausgedrückten Stoffe werden nun auf die
Wunde gebracht und so verfahren, wie wir oben beschrieben. Ist
gar kein Verbandmaterial, aber Carbolsäure oder Salicylsäure zu
haben, so kann man wenigstens die unverbundene Wunde von
Zeit zu Zeit mit einer antiseptischen Lösung berieseln; ist aber
gar nichts vorhanden, keine Verbandstoffe und keine Antiseptica,
so thut man am besten, die Wunde von Kleidern, Leibwäsche u. s. w.
zu entblössen und wenn sie verunreinigt sein sollte, mit ab-
gesottenem Wasser abzuspülen und sie ganz offen zu lassen oder
wenn es möglich, sie mit einem Oelläppchen zu bedecken. Ueberhaupt wird man Verletzungen im Gesicht, am Halse, am Scrotum,
ebenso wie Wunden, aus denen Koth, Urin, Speichel oder andere
Se- und Excrete fliessen, am besten nicht verbinden; sie sind mit
antiseptischen Lösungen abzuspülen und unbedeckt zu lassen.

Dieser Nothverband mit feuchter Carbolcharpie (oder besser
Watte) wird in vielen Fällen zur ersten Hilfe ausreichen; bis der
Verwundete im Lazareth untergebracht ist, vergeht gewöhnlich
nicht viel Zeit und dort wird zur weiteren Behandlung eher
besseres Material aufzutreiben sein. Sollte der Verwundete aber
einen längeren Transport zu bestehen haben, so ist es nöthig, den
Verband alle 3—4 Stunden mit Carbolwasser zu benetzen, ohne
ihn indessen abzunehmen.

Man hat den feuchten Carbolverbänden den Vorwurf gemacht, dass sie die Wunde reizen, ihre Umgebung erodiren und
leicht zu einer Carbolvergiftung führen; diese Vorwürfe haben
einiges Wahre an sich, aber sie kommen nur dort zur Geltung,
wo man über das nöthige Material disponiren kann, um auch
trockene Verbände mit vorbereiteten antiseptischen Stoffen anzulegen. Wenn man helfen muss in dem Momente, wo man aller
Hilfsmittel bar dasteht, so wird jede Methode, welche man einschlagen wird, gegenüber einer kunstgerechten Behandlung ihre
Mängel haben; eine improvisirte Behandlung ist eben selten eine
solche, welche allen Anforderungen der Kunst entsprechen kann.
Und übrigens sind die Nachtheile der nassen Carbolverbände nicht
so bedeutend; erstens ist Carbolintoxication verhältnissmässig
selten und tritt nur nach längerer Anwendung auf; hier wird
deren Anwendung aber kaum länger als einige Tage währen;
was ferner die Reizung der Wunde und die Arosion ihrer Umgebung anbelangt, so muss man hier eben von zwei Uebeln das
mildere wählen; sie sind wenigstens ohne Gefahr für das Leben
des Kranken, während eine septische Infection selten überstanden
wird. Und was schliesslich der schwerste Vorwurf ist, der die
nassen Verbände trifft, dass sie die Prima intentio (erste Vereinigung) der Wunde verhindern, so ist dabei nicht zu vergessen,
dass Schusswunden, mit denen wir es ja am meisten zu thun
haben, überhaupt selten ohne Eiterung heilen.

Man wird mit den nassen Carbolverbänden auf den Truppenverbandplätzen meistens ausreichen; operative Eingriffe werden
hier selten nöthig werden; Verletzungen des Kehlkopfes und Verwundungen grösserer Gefässe werden allerdings zuweilen die
schnelle Ausführung der Tracheotomie und der Ligatur erfordern,
indessen bedürfen diese Operationen nicht der Anwendung des
ganzen antiseptischen Apparates. Hat man nur Carbolwasser zur
Hand, so wird man damit in den meisten Fällen ausreichen und
hat man nichts zur Hand und sieht sich zu einer Operation gedrängt, so muss man sie eben wagen; besonders wenn man damit
mehr Chancen hat, dem Verwundeten das Leben zu erhalten, als
wenn man ihn den Folgen jener Verletzungen überlässt.

Auch auf dem Hauptverbandplatze wird man bei Mangel
alles antiseptischen Materials dieselbe Behandlung einschlagen
können. Obschon hier die Hauptstation für die operative Thätigkeit ist, so wird man doch die Operationen auf die dringlichsten
beschränken müssen, wenn man nicht über das nöthige Verband-
und antiseptische Material verfügt. Ist es nöthig, stark beschmutzte
Wunden zu reinigen, so thue man es, indem man sie mit
Carbol- oder Salicylwasser überrieselt; ist keines von letzteren
vorhanden, so nehme man womöglich abgekochtes und wieder
erkaltetes Wasser. Natürliches Wasser ist am besten gar nicht
zu verwenden und wenn man aber keine andere Wahl hat, so
wird solches aus kleineren, schnell fliessenden, klaren Bächen,
solchem aus grösseren Flüssen oder Teichen stets vorzuziehen
sein. Zur Bedeckung der Wunde verwende man auch hier, in
Ermangelung besseren Materiales, in 5° oiger Carbolsäure getränkte
Charpie oder Watte, im Nothfalle eine Compresse; fehlt das eine
wie das andere, so wird man sich genöthigt sehen, die Wunden
unbedeckt zu lassen und bedingt damit für den Blessirten weniger
Gefahren, als wenn man ihn mit unsauberen oder nicht vorher
aseptisch gemachten Materialien verbindet. Wenn zu gleicher Zeit
Knochenbrüche bestehen, so wird über den Wundverband ein
Gips- oder ein anderer Verband gelegt und man thut gut, in
letzteren keine Fenster einzuschneiden, sondern nur aussen den
Sitz der Wunde zu bezeichnen. Solange der Patient kein Fieber
hat, wird es nicht nöthig sein, den Verband zu öffnen; erst wenn
die Secrete durchfliessen oder eine Temperaturerhöhung eintritt,
ist es an der Zeit, einen Verbandwechsel vorzunehmen, resp. die
Wunde genauer anzusehen. Im letzten türkischen Kriege konnten
die Verwundeten Bergmann's ihre ersten Occlusionsverbände,
zumal die eingegipsten, im Durchschnitt 19 Tage lang behalten,
ehe sie wegen Durchnässung oder wegen Fiebererscheinungen
abgenommen werden mussten; dazu hatten die Verwundeten noch
einen mühseligen, 4 Tage langen Transport zu bestehen, bevor
sie in das Feldlazareth kamen.

Im Feldlazareth wird eine antiseptische Wundbehandlung meistens besser durchzuführen sein als auf dem Schlachtfelde selbst. und man kann sich hier den ganzen Apparat. ohne dabei seine Wirksamkeit zu beeinträchtigen. insofern vereinfachen, als man die theuren käuflichen Verbandstoffe (deren Carbolgehalt übrigens sehr inconstant ist) sich selbst aus vorhandenen Materialien darstellt und andere Zuthaten des Lister'schen Verbandes, wie z. B. das Catgut. durch in 5% Carbolsäure abgesottene Seide und das Silk protective durch Guttaperchasatin. durch Oelleinwand oder durch gefirnisstes Seidenpapier ersetzt.

Darstellung der Carbolgaze. Um sich Carbolgaze zu bereiten. ist von Münnich-Bruns folgendes Verfahren vorgeschlagen worden: Man nimmt 400 Gramm gepulvertes Colophonium und löst es in 2 Liter Weingeist auf: hierauf werden dieser Lösung unter fortwährendem Umrühren 100 Gramm Carbolsäure und 80 Gramm Ricinusöl zugesetzt: mit dieser Flüssigkeit imprägnirt man 1 Kilo Gaze: diese wird hierauf zum Trocknen aufgehängt. wobei die Verdunstung des Weingeistes bei mittlerer Temperatur in $\frac{1}{4}$—$1\frac{1}{2}$ Stunde erfolgt: darauf ist der Verbandstoff, welcher nun 10% Carbolsäure enthält. zum Gebrauche fertig. Das Colophonium hat den Zweck. die Carbolsäure zu fixiren. um damit den Stoff längere Zeit hindurch vollgehaltig zu halten: durch das Ricinusöl wird die Gaze weich und anschmiegsam. Letzteres kann man indessen auch durch Glycerin ersetzen. Sollte man kein Colophonium haben. so kann man den Verbandstoff auch ohne solches bereiten. nur ist dann die Carbolsäure flüchtiger und man wird das Verbandmaterial schneller aufbrauchen müssen, resp. weniger auf einmal herstellen: auch müssen dann die Verbände häufiger gewechselt werden.

Carbol-Jute. Aehnlich ist die Bereitung der fixirten Carbol-Jute: man nimmt zu 1 Kilo der letzteren 100 Gramm Carbolsäure. 50 Gramm Stearin. je 400 Gramm Colophonium und Glycerin und 830 Gramm Weingeist: die Jute wird in diese Lösung eingebracht. mit den Händen darin gehörig durchknetet. ausgebreitet und während des Trocknens auseinander gezupft. Zur einfachen Carbol-Jute nimmt man nur eine Lösung von Carbolsäure in Weingeist zu 10%: hier fällt dann das Zerzupfen während des Trocknens fort, weil aus Mangel an Colophonium ein Zusammenkleben der Fasern nicht stattfindet: immerhin ist es besser der Lösung womöglich 10% Colophonium zuzusetzen. Anstatt der Jute kann man auch Charpie oder Watte verwenden, welche man auf die nämliche Weise zubereitet.

In Ermangelung von Colophonium. Weingeist, Glycerin. Stearin und aller der nöthigen Ingredienzen kann man sich die Carbol-Jute so zubereiten, dass man diese, event. auch Charpie oder Watte einfach in einer 5%igen wässerigen Carbollösung eine

oder einige Stunden lang liegen lässt und sie dann noch feucht
zum Verbande verwendet: diese Verbände müssen wegen der
Flüchtigkeit der Carbolsäure täglich 2mal mit Carbolwasser begossen werden. Dieses Material ist auf leichte und einfache Weise
zu beschaffen, seine antiseptischen Eigenschaften sind genügend
und man wird im Felde wohl nicht häufig alle die nöthigen
Mittel wie Colophonium, Weingeist etc. zur Verfügung haben und
deshalb sich zu diesem improvisirten antiseptischem Verbandmaterial hingedrängt sehen. Seine Nachtheile sind die der nassen
Carbolverbände, Erschwerung der prima intentio, leichtere Carbolvergiftung und Reizung und Maceration der Haut: wir haben
weiter oben bereits gezeigt, dass diese Nachtheile nicht so schwer
in's Gewicht fallen.

Chlorzinkjute. Die Chlorzinkjute, von Bardeleben
zuerst eingeführt, wird bereitet, indem man 1 Kilo Jute (event.
auch Charpie oder Baumwolle) in einer Lösung von 100 Gramm
Chlorzink auf 1250 Gramm Wasser durchknetet und darauf 24 bis
48 Stunden lang trocknen lässt. Dieses Präparat hat vorzügliche
antiseptische Eigenschaften: nur vergeht mit dem Trocknen viel
Zeit, welche man allerdings dadurch abkürzen kann, dass man
das Wasser theilweise durch Weingeist ersetzt.

Die erwähnten Verbandstoffe sind diejenigen, denen man
im Felde unbedingt den Vorzug geben muss: man kann sie sich
selbst zubereiten aus Materialien, die der Medicinwagen und das
Feldlazareth mit sich führt: dadurch hat man ein verhältnissmässig
billiges und frisches und deshalb in seinem Gehalte constantes
Präparat. Die übrigen Bestandtheile des Lister'schen Verbandes
können ebenfalls improvisirt, oder durch Anderes ersetzt werden.

Protective Silk. Das protective Silk kommt bei dem
antiseptischen Verbande direct auf die Wunde zu liegen: es hat
den Zweck, dieselbe vor der reizenden Wirkung der Carbolsäure
zu schützen. Ein jeder andere für Carbol undurchgängige Stoff
wird dieselben Dienste thun: man kann es daher durch Gutta-
perchapapier ersetzen: im Nothfalle kann man gefirnisstes Seidenpapier verwenden, welches aber vor dem Gebrauch mit 5% Carbollösung abgespült werden muss. Auf diese Bedeckung der Wunde
kommt nun die Carbolgaze in mehreren Lagen oder Carboljute
und hierüber legt man dann ein Stück Mackintosh: letzteres
hat den Zweck, die Wundsecrete zu zwingen ihren Weg in das
Verbandmaterial zu nehmen, sich darin zu verbreiten und aseptisch zu werden: es kann durch jeden beliebigen wasserdichten
Stoff, event. durch Oelpapier, Oelleinwand, Leder oder dergl.
ersetzt werden.

Die Fixirung der Verbandstoffe über der Wunde kann durch
jede Binde, sowie auch durch ein dreieckiges oder ein anderes
Tuch geschehen: um dem Verbande die oft sehr nützliche Steifheit

des Lister'schen zu geben, kann man gewöhnliche Binden mit Leim- oder Stärkelösungen tränken, resp. damit überziehen; diesen erstarrenden Lösungen wird man zweckmässiger Weise etwas Carbolsäure zusetzen.

Spray. Die Anwendung des Spray ist überflüssig, sie nimmt Zeit und Mühe in Anspruch, erfordert einen Gehilfen mehr und ausserdem ist seine antiseptische Wirkung zweifelhaft; bei sehr verunreinigten Wunden oder bei solchen, welche während der Untersuchung oder der Operation viel berührt werden mussten, wird man am besten thun, wenn man sie vor Anlegung des Verbandes mit Carbol- oder Chlorzinklösung berieselt.

Catgut. Zur Unterbindung und zur Naht wird man sich statt des Catgut der gewöhnlichen rohen Seide bedienen, welche man vor dem Gebrauche in 5%iger Carbolsäure siedet. Die Seidenfäden heilen ein und man kann mit ihnen ebensogut eine primäre Vereinigung erzielen, wie bei dem Catgut.

Drainage. Die Drainage der Wunde geschieht am besten durch Kautschukröhren; in Ermangelung solcher kann man sehr zweckmässig Glasröhren verwenden: sie sind leicht zu beschaffen und reizen die Wunde nicht. Wenn man weder Glas- noch Gummiröhren zur Verfügung hat, so wird man am einfachsten einen Wundwinkel offen lassen, durch welchen die Secrete abfliessen können. Neuber wusste sich einen guten Abfluss der Wundsecrete dadurch zu sichern, dass er mit einem gewöhnlichen Locheisen, wie es die Lederarbeiter benützen, in den Wundlappen Löcher in 5 bis 6 Ctm. Entfernung von einander einschlug.

Eine Hauptbedingung des Erfolges der antiseptischen Wundbehandlung ist minutiöse Reinlichkeit: der Operateur muss, bevor er den Kranken berührt, sich die Hände in Carbolwasser waschen, ebenso werden alle Instrumente und Ligaturfäden vor dem Gebrauche in 5%iger Carbolsäure eingelegt und mit derselben Lösung wird vor Beginn der Operation die Haut in der Umgebung der Wunde abgewaschen: anstatt der Schwämme wird man sich besser kleiner Ballen von Carbolwatte oder Chlorzinkjute bedienen. Nach Beendigung der Operation wird das ganze Operationsfeld mit antiseptischer Flüssigkeit überrieselt und darauf verbunden. Die Wunde bedeckt man zuerst mit dem protective Silk oder dessen Ersatzstoff: dieser wird vorher auch in Carbolwasser desinficirt; darauf folgt eine mehrfache Lage Carbolgaze oder -Jute. Bei Anwendung der Chlorzinkjute wird man gut thun, um eine Reizung der Wunde zu verhüten, über das protective Silk erst eine dünne Lage Carbolgaze zu legen und darauf erst die Chlorzinkjute oder -Charpie. Es folgt nun der impermeable Stoff, Mackintosh, Oelleinwand oder dergl. und nun wird das Ganze mit einer in Carbolwasser gut ausgedrückten Binde oder mit einem solchen Tuche festgebunden.

Welche Modification der antiseptischen Wundbehandlung man im Felde einschlagen muss, darüber wird stets die Beantwortung der Frage entscheiden, über was für Verbandmaterial und über welche antiseptischen Mittel man verfügen kann. Im Nothfalle wird man doch mit den nassen Carbolverbänden am besten fahren, schon deshalb, weil man dann auch die Verbandstoffe, welche der Soldat bei sich trägt, benützen kann. Aber lieber soll man die Wunde ganz offen lassen, als mit Stoffen verbinden, welche verdächtig sind und vor dem Gebrauche nicht gründlich desinficirt werden können.

Der Verbandplatz des Schlachtfeldes ist nicht der Ort, an welchem eine kunstgerechte Antisepsis angewendet werden kann; hier ist Alles mehr oder weniger Improvisation. Hier gilt es schnell handeln und den Verwundeten vor der dringlichsten Gefahr zu schützen. Der ganze antiseptische Apparat, und wenn er jedesmal zur Stelle wäre, könnte auf den Verbandplatze während einer Action doch nicht zur Anwendung kommen; er erfordert mehr Zeit und mehr Sanitätspersonen als in solchen Augenblicken disponibel sind. Im Feldlazareth hingegen wird man eher den ganzen Apparat anwenden können; hier hat man eher Zeit dazu und meistens wird auch das nöthige Material nicht mangeln, um auf diese oder jene Weise das Fehlende zu ersetzen. Bei dem ersten Anpralle der Verwundeten auf dem Verbandplatze wird einem ausser der nöthigen Zeit auch noch vieles andere mangeln, was zu einer regelrechten Antisepsis gehört.

Antiseptische Irrigation. Die permanente antiseptische Irrigation wird im Feldlazareth häufig zur Anwendung kommen sie ist überall da indicirt, wo durch die gewöhnlichen Verbände ein aseptischer Verlauf nicht erzielt werden kann, wie z. B. bei jauchigen Phlegmonen oder bei fortschreitender Putrescenz der Wunde; ferner muss sie dort angewendet werden, wo ein Verband nicht anzulegen ist, z. B. nach Operation am Rectum u. s. w. Die Lösungen, welche man hierzu verwendet, sind diejenigen der antiseptischen Mittel überhaupt; die besten Dienste thut die essigsaure Thonerde; hingegen ist Carbolsäure in 1 bis 2% Lösung, Salicylwasser, eine Lösung von Kali hypermanganicum (3%) in Ermangelung der essigsauren Thonerde auch anwendbar. Den Apparat hierzu construirt man sich so, dass man ein hinreichend grosses Gefäss (ein solches mit 2—3 Liter Inhalt wird in den meisten Fällen genügen) über und neben dem Lager des Kranken aufstellt und durch einen Gummischlauch, welcher als Heber wirkt, die Flüssigkeit aus dem Gefäss tropfenweise über die Wunde fliessen lässt; um den Ausfluss in Gestalt von Tropfen zu erzielen, deren rascheres oder langsameres Fallen man nach Belieben reguliren kann, genügt es, wenn man den Gummischlauch an seinem unteren, der Wunde zugekehrten Ende mit einem Faden

mehr oder weniger fest zusammenschnürt. Wenn der Verwundete
auf einem Strohlager am Boden liegt, so stellt man einen Schemel
oder einen Stuhl neben das Lager: auf den Schemel kommt das
Gefäss mit der Berieselungsflüssigkeit: nun nimmt man den
Gummischlauch, füllt denselben mit der Lösung an und während
man ihn an beiden Enden zudrückt, senkt man das eine Ende

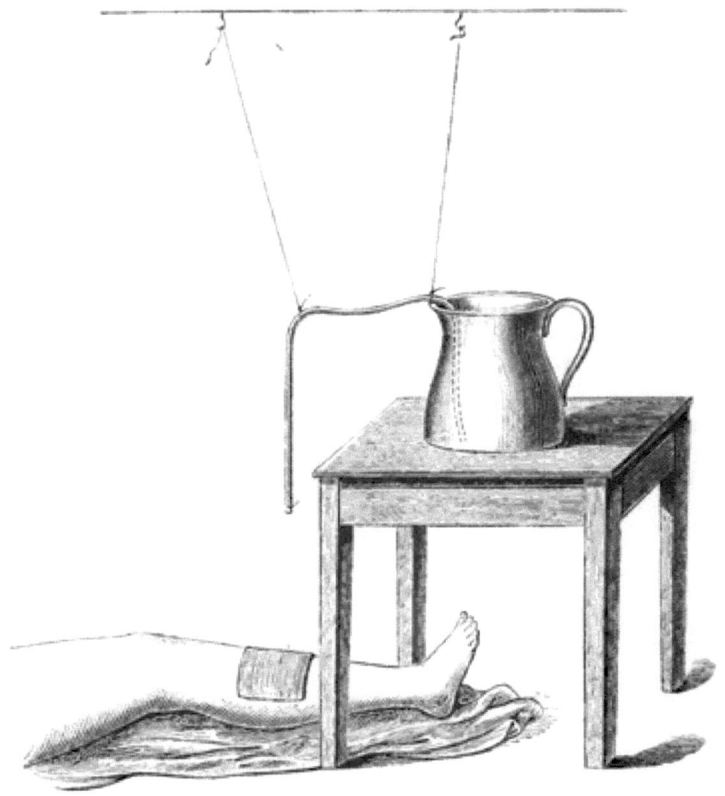

Fig. 23. Apparat zur permanenten Irrigation, aus einem Schemel, einem Krug
und Gummischlauch improvisirt.

in das Gefäss ein, während das andere heraushängende mit seiner
Oeffnung unter dem Niveau der Oeffnung des in der Flüssigkeit
befindlichen Endes steht. Der Schlauch bildet nun einen Heber,
durch welchen die Flüssigkeit ausläuft. Durch loseres oder festeres
Schnüren des unteren Endes kann man den Ausfluss mehr oder
weniger beschleunigen; man kann je nach Bedürfniss einen un-
unterbrochenen Strahl oder einen Tropfenfall erzeugen. (Fig. 23.)

Um das lästige Spritzen zu vermeiden, wird die Wunde mit einem Leinenläppchen oder mit einem Stück Gaze bedeckt; dadurch wird zugleich die aufträufelnde Flüssigkeit gleichmässig über die ganze Wunde vertheilt; das kranke Glied wird so gelagert, dass der Abfluss ohne Benetzung des Patienten geschehen kann.

Die Anwendung der Carbolsäure als Berieselungsflüssigkeit ist wegen der Gefahr einer Intoxication nur auf solche Fälle zu beschränken, wo die Irrigation von nicht zu langer Dauer sein muss. Am besten eignet sich eine Lösung von essigsaurer Thonerde, welche man sich folgendermassen darstellen kann: Man nimmt 72 Gramm Alaun, mischt es mit 115 Gramm Bleizucker und 1000 Gramm Wasser. Dadurch entsteht ein Niederschlag von schwefelsaurem Bleioxyd, während die Essigsäure an die Thonerde des Alaun's tritt und diese Verbindung in Lösung bleibt; man schüttelt nun die Mischung gut durcheinander, lässt den Niederschlag absetzen und giesst die überstehende Lösung vorsichtig ab; diese enthält nun 3% essigsaure Thonerde. Durch Verdünnen mit Wasser kann man sich je nach Bedarf auch schwächere Lösungen herstellen. Durch Verdunsten der Essigsäure bildet sich bald ein weisser, schmieriger Niederschlag von basisch essigsaurer Thonerde; deshalb ist die Flüssigkeit stets frisch und in nicht zu grosser Menge auf einmal zu bereiten. Die Materialien zu ihrer Herstellung sind billig und in den meisten Fällen auch leicht zu beschaffen.

Praktische Vorschläge. Die primäre antiseptische Behandlung einer Wunde ist das Haupterforderniss eines aseptischen Verlaufes; der Lister'sche Verband kann bestehende septische Processe nur in wenigen Fällen wieder aufheben; sein Hauptzweck ist, dieselben zu verhüten. Es liegt daher auf der Hand, dass das Gelingen eines günstigen Verlaufes hauptsächlich von dem ersten Verbande abhängt; kann man schon gleich nach der Verletzung dafür sorgen, dass keine septischen Processe in der Wunde Platz greifen, so hat man damit unendlich viel geleistet. Die späteren Verbände werden gewöhnlich schon unter günstigeren Verhältnissen angelegt und in den meisten Fällen wird man dann auch über hinreichendes antiseptisches Material verfügen können; aber selbst die Anwendung des ganzen Lister'schen Apparates wird später kaum im Stande sein, die Schäden wieder gut zu machen, welche in Folge einer mangelhaften oder schädlichen primären Behandlung erwachsen sind. Man hat daher verschiedene Vorschläge gemacht, um die primäre antiseptische Occlusion bereits auf den Truppenverbandplätzen zu ermöglichen.

Der Gedanke, jedem in's Feld ziehenden Soldaten das nöthige Verbandmaterial für den Fall einer Verwundung mitzugeben, hat ungemein viel praktischen Werth; nur ist leider bis jetzt das Material nicht antiseptisch und die Art, wie es getragen wird, recht dazu geeignet, es zu inficiren und zu Brutstätten

septischer Keime zu machen. Viel besser wäre es, man würde
diese Verbandstoffe in einer kleinen, gut verschlossenen Leder-
tasche, welche am Gürtel, neben oder unter der Patronentasche
getragen wird, unterbringen (H. Fischer): die Kosten der An-
schaffung solcher Ledertaschen würden nicht allzugrosse sein
und die Privathilfe wäre im Kriegsfalle gern bereit, die Staats-
casse dabei wenigstens theilweise zu entlasten; bei der Opfer-
willigkeit welche sich bisher noch immer bei dem Ausbruche eines
Krieges gezeigt hat, würde es nicht schwer fallen, Sanitätsvereine
zu bestimmen, solche Ledertaschen nach einem vorgeschriebenen
Muster zu liefern. Der in den Krieg ziehende Held, hat einen
unbedingten Anspruch auf die schnellste und ergiebigste Hilfe falls
er im Dienste seines Vaterlandes verwundet wird: diese Hilfe, soll
ihm kein Ersatz werden für die Opfer, die er mit seinem Blute
bringt, diese Hilfe ist eine Pflicht, welche der Staat seinen Bür-
gern gegenüber unbedingt zu erfüllen hat. Mit dieser wenig kost-
spieligen, aber so praktischen und zweckmässigen Ausstattung
wird man dem Krieger mehr Aussicht bieten können, sein Vater-
land lebend und mit gesunden Gliedern wieder zu sehen. In
diese Taschen wird man am besten zwei Ballen von Chlorzinkjute (Bardeleben) à 5 Gramm mit Chlorzinkgaze umhüllt,
nebst einem Verbandtuche, in Oelleinwand oder Pergamentpapier
verpackt, unterbringen. Die Chlorzinkjute (resp. -Watte oder
-Charpie) verdient hierbei vor anderen antiseptischen Materialien
entschieden den Vorzug: das Chlorzink ist weder flüchtig, wie die
Carbolsäure, noch stäubt es aus, wie die Salicylsäure, es bleibt
in der längsten Zeit constant und unverändert. Ferner wäre es
wünschenswerth, den Sanitätspersonen und Krankenträgern antiseptische Streupulver mitzugeben: diese können leicht in
metallenen, fest verschliessbaren Streubüchsen von etwa 200 Gramm
Inhalt verpackt werden; auch könnten die Medicinwagen und
Feldapotheken leicht grössere Mengen solcher Pulver mit sich
führen: man würde dafür gut thun, eine Menge mitunter sehr
unnöthiger Droguen und Medicamente, wie z. B. die Theesorten
und dergl. zu Hause zu lassen; diese gehören eigentlich so wie
so in den Küchenschrank und nicht in die Feldapotheke.

Die antiseptischen Streupulver bereitet man sich durch
Mischen von Salicylsäure, Borsäure oder Jodoform mit irgend
einer indifferenten Substanz wie Stärkemehl oder Kreide: ein
sehr gutes, feinkörniges und gleichmässiges Pulver erhält man,
indem man die Bruns'sche Carbolmischung (Carbol 100·0, Colophonium 400·0, geschmolzenes Stearin 100·0, Spiritus 100·0) mit
8 Theilen Kreide versetzt; der Carbolgehalt ist dann 2%.

Die Streupulver eignen sich für den Kriegsgebrauch ganz
vorzüglich: die frische Wunde wird damit bestreut, was man
ohne sie berühren zu müssen thun kann; dabei hat man den

Vorzug, dass alle Theile der Wunde gleichmässig von der antiseptischen Substanz bedeckt werden; sie bildet mit den Secreten ein schleimiges Gemisch, welches bald zu einem Schorf eintrocknet und damit die Wunde von aussen abschliesst.

Man würde dann auf den Verbandplätzen die primäre antiseptische Occlusion auf folgende Weise zu erzielen suchen: Man bestreut die Wunde (nöthigenfalls nach vorheriger Abspülung mit Carbolwasser) mit einer leichten Schicht des Pulvers, bringt dann die Chlorzinkballen darauf, bedeckt diese mit der Compresse und fixirt das Ganze mit einem dreieckigen Tuche. Diese primäre antiseptische Occlusion genügt vollständig den Anforderungen der ersten Noth; diese Verbände können tagelang liegen bleiben und im Feldlazareth wird sich zeigen, ob dieselben erneuert werden oder noch länger liegen bleiben müssen.

Fassen wir nun noch einmal en resumé die Punkte zusammen, auf die wir bei Ermangelung des Lister'schen Verbandmaterials im Felde hauptsächlich unser Augenmerk richten müssen, um womöglich einen aseptischen Wundverlauf zu erzielen, so ergeben sich folgende Sätze:

1. Die Wunde darf durchaus nicht berührt werden, weder mit den Fingern noch mit Instrumenten. Gefahrdrohende Erscheinungen, wie Blutungen und dergl., werden natürlich hievon eine Ausnahme machen.

2. Die Verbandsmaterialien, die der Soldat bei sich trägt, sind nicht zu verwenden, wenn man sie nicht vorher antiseptisch machen kann.

3. Man wird auf dem Verbandplatze die Wunde am schnellsten verbinden, wenn man sich der nassen Verbände bedient; man drückt dazu die Charpie, die der Soldat bei sich hat, in 5% Carbolsäure aus, legt sie auf die Wunde und befestigt sie mit einem Tuche; dieser Verband muss täglich 3—4mal mit 5% Carbollösung begossen werden. Ein vorheriges Abspülen ist nur auf diejenigen Fälle zu beschränken, in denen die Wunden stark beschmutzt sind; operative Eingriffe, Extractionen von Kugeln und von Knochensplittern, sind nur auf die dringlichsten Fälle zu beschränken.

4. In Ermangelung jedes antiseptischen Materials, kann man die Charpie, die Compresse und das Verbandtuch, das der Soldat bei sich trägt, durch ½—1stündiges Kochen in Wasser, wenn auch nicht antiseptisch, so doch wenigstens aseptisch machen. Als Berieselungsflüssigkeit verwende man hier ebenfalls vorher abgekochtes und wieder erkaltetes Wasser; im Nothfalle kann man Regenwasser, oder solches aus klaren, schnell fliessenden Bächen benützen; Wasser aus Teichen wie überhaupt aus stagnirenden Gewässern ist nicht zu brauchen.

5. Zur Ermöglichung einer primären antiseptischen Occlusion wäre es wünschenswerth, dem Soldaten anstatt des gewöhnlichen,

unbrauchbaren Verbandzeuges, antiseptische Ballen von Chlorzinkjute (resp. -Charpie) mitzugeben. Die Sanitätspersonen sollten in
verschliessbaren Büchsen antiseptische Streupulver bei sich führen,
womit man die Wunde bepudern und dann mit den Ballen verbinden würde.

6. Im Feldlazareth kann man sich die einzelnen Bestandtheile des Lister'schen Verbandes selbst bereiten, eventuell durch
andere gleichwerthige Materialien substituiren. Die trockenen Verbände verdienen hier den Vorzug.

7. Die antiseptische permanente Irrigation geschieht am
zweckmässigsten mittelst Lösungen von essigsaurer Thonerde, welche
man sich aus den Materialien, welche im Feldlazareth leicht zu
beschaffen sind (Alaun und Bleizucker), selbst herstellt.

IV. Die offene Wundbehandlung.

Die offene Wundbehandlung dürfte im Felde in Ermangelung eines jeden Verbandmaterials zuweilen die einzige Methode
sein, welche einzuschlagen man sich gezwungen sieht. Wenn vorsichtig geübt, erweist sie sich als eine gute, wenn auch der antiseptischen nicht gleichwerthige Methode, und ihre Anhänger haben
auch Erfolge zu verzeichnen, welche denen der Lister'schen
Behandlung nicht weit nachstehen. Zwar ist der Verlauf hierbei
selten ein ganz fieberfreier, aber trotzdem treten die Erscheinungen,
welche die antiseptische Behandlung unmöglich zu machen sucht,
wie die Pyämie, die Septichämie, das Erisypelas und der Hospital-
brand nicht häufiger auf.

Die offene Wundbehandlung sucht ebenfalls eine Heilung
unter dem Schorfe zu erzielen; dieser bildet die schützende Decke,
welche eine Infection von aussen abhält; die Secrete entleeren
sich aus Rissen in der Kruste, unter welcher gute Granulationen
emporschiessen.

Es ist hier nicht der Ort in den Streit einzutreten, welcher seit
Jahren in den Lagern der listernden und der offen behandelnden
Chirurgen wogt; wenn man auch im Allgemeinen der antiseptischen Behandlung im Felde den Vorzug geben muss, so treten
doch oft Verhältnisse ein, in denen man sich zur offenen Wundbehandlung gezwungen sehen wird, selbst wenn man den ganzen
antiseptischen Apparat zur Verfügung hätte. Jedenfalls ist die
offene Behandlung diejenige, welche am wenigsten Material erfordert; sie erspart dem Kranken schmerzhafte Manipulationen
und nimmt die Zeit und die Kräfte des Arztes bedeutend weniger
in Anspruch, ein Umstand, welcher für das Schlachtfeld und das

Feldlazareth sehr viel werth ist. Aber auch abgesehen von dem
eventuellen Mangel allen antiseptischen Materials gibt es eine
nicht geringe Anzahl von Fällen, in welchen die offene Wundbehandlung in ihr volles Recht treten wird; dahin gehören z. B.
alle Wunden, welche abnorme Communicationen der Gedärme, des
Rectums und der Blase mit der Oberfläche des Körpers herstellen,
also solche Verletzungen, aus denen sich Darminhalt, Galle, Koth
oder Urin ergiessen. Auch die Verletzungen an Körpertheilen, an
denen ein Verband nicht wohl anzulegen ist, wie bei Wunden im
Gesicht, am Scrotum, am Damm, ist diese Behandlung einzuschlagen. Bei einer immerhin nicht geringen Zahl von Verwundeten wird auch trotz des Lister'schen Verbandes ein aseptischer Verlauf nicht zu erzielen sein; hier ist es auch am besten,
wenn man die Wunde offen behandelt und für einen freien Abfluss der Secrete sorgt, deren Retention durch einen occludirenden
Verband nur die Resorption und septische Infection begünstigen
würde. Dasselbe gilt von allen Wunden, welche bereits septisch
zur Behandlung kommen und bei denen sich schon Abscesse,
Phlegmonen, Necrosen und Sehnenscheidenvereiterungen ausgebildet haben.

Ein Haupterforderniss zum Gelingen der offenen Wundbehandlung ist ebenfalls die peinlichste Sauberkeit: sie gelingt nur
dann, wenn die Lazarethe nicht überfüllt sind und wenn man für
eine stets frische und reine Luft sorgen kann, was man am besten
erzielt, wenn man Fenster und Thüren Tag und Nacht offen
lässt: aber auch die antiseptische Behandlung wird ohne genügende Ventilation und ohne stets frische und gute Luft in den
Krankenzimmern viel von ihren schönen Erfolgen einbüssen
müssen.

Bei der offenen Wundbehandlung wird ebenfalls darauf gesehen werden müssen, dass kein inficirender Gegenstand mit der
Wunde in Berührung kommt; die Hände des Chirurgen werden
ebenso wie die nöthigen Instrumente in Carbolwasser gewaschen;
die Wunde und deren Umgebung wird gereinigt wie bei der
antiseptischen Behandlung. Die Unterbindung blutender Gefässe
geschieht mit Carbolseide; die Wunde bleibt ganz unbedeckt,
nur legt man, um sie vor Staub zu schützen, ein einfaches Oelläppchen darüber: dieses wird durch ein neues ersetzt, wenn die
Eiterung es zu lösen beginnt. Den Abfluss der Wundsecrete erreicht man durch entsprechende Lagerung bei vollständigem
Offenlassen der Wundränder; daher wird auch keine Naht angelegt. Bei stark riechender Secretion kann man die Wunde ein-
bis zweimal täglich mit Carbol- oder Chlorzinkwasser berieseln,
eventuell mit Carbolöl betupfen.

V. Schienen und Apparate zur Nachbehandlung der Wunden.

Wir haben in den vorhergehenden Capiteln die Mittel und Wege zu zeigen gesucht, wie man dem Verwundeten im ersten Augenblicke der Gefahr helfend zur Seite springen kann; wir haben damit nur den Anforderungen der ersten Noth entsprochen; das lange Krankenlager, welches den Verwundeten jetzt erwartet, erheischt eine hingebende und mühevolle Pflege von Seiten des Sanitätspersonals; man bedarf hier ausser dem nöthigen Verbandmaterial, dessen Darstellung wir nun kennen gelernt haben, eine grössere Anzahl von Schienen und Lagerungsapparaten, und wir wollen in den nachfolgenden Zeilen zu zeigen versuchen, wie man sich diese Apparate selbst anfertigen, resp. improvisiren kann. Wir wollen hier nicht von einer Nachbehandlung der Wunden im Allgemeinen reden; es liegt dieses ausserhalb der Grenzen unserer Arbeit; die Stellung der Indication wird stets Sache des Arztes sein, dessen eigene Geschicklichkeit ihn auf den richtigen Weg leiten wird. Deshalb reden wir nicht davon, ob und wie Kugel- und Splitterextractionen vorgenommen werden müssen, ob und wann Amputationen oder Resectionen nöthig werden. Wir wollen hier nur die Anleitung zur Improvisirung der nöthig werdenden Apparate geben, unbekümmert darum, ob die Wunden, mit denen wir es jetzt zu thun haben, durch feindliche Waffen und Geschosse oder durch das Messer des Chirurgen entstanden sind. Zu den letzteren gehören auch die Gelenkresectionen für deren Nachbehandlung zahlreiche Apparate nöthig werden.

Das verletzte Glied soll womöglich immer erhöht gelagert werden; dadurch verhütet man am besten Entzündungen und eiterige Infiltrationen der Wunde; auch wird dadurch der Wundschmerz geringer; ganz besonders indicirt ist die erhöhte Lagerung bei Wunden an sehnenreichen Theilen; man entgeht dadurch am ehesten einer Sehnenscheidenentzündung und Vereiterung.

Die einfachste Methode der erhöhten Lagerung besteht im Unterlegen eines Sprenkissens; damit reicht man in vielen Fällen, besonders bei wenig complicirten, wie auch bei Amputationswunden aus. In Ermangelung eines Sprenkissens thut jede andere mittelweiche Unterlage dieselben Dienste. Im Felde kann man sich hiezu am besten eines Tornisters bedienen, welchen man mit einer antiseptischen Compresse bedeckt; ein Fussschemel, ein Sack gefüllt mit Heu, Stroh oder Sand thut das Nämliche. Zu beiden Seiten des so erhöhten Gliedes legt man dann zur Fixirung desselben längliche Sandsäcke, die man sich leicht herstellen kann. Bei complicirteren Verletzungen reicht man indessen mit der einfachen erhöhten Unterlage nicht immer aus; man wird seine Zuflucht zu Suspensions- oder Schwebeapparaten nehmen müssen, welche es gestatten, ohne das Glied aus seiner Lage zu bringen, es nach Bedürfniss höher oder tiefer zu stellen. Sie gestatten dem Patienten freiere Bewegungen des Oberkörpers. Ihre nähere Beschreibung werden wir im speciellen Theil der Nachbehandlung der Gelenksresectionen und der complicirten Fracturen folgen lassen.

Einfache Lagerungsschienen für weniger complicirte Verletzungen lassen sich immer leicht extemporiren. Sie haben den Zweck, das verwundete Glied möglichst ruhig zu stellen. Solche Schienen kann man sich selbst aus Holz, Blech oder Pappe darstellen.

Schienen für die obere Extremität. Man schneidet sich aus einem etwa 1 Ctm.

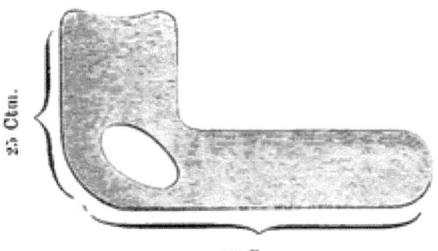

dicken Brette von weichem Holz mit einem Taschenmesser eine recht- oder stumpfwinkelig bebogene Schiene nach der Form von Fig. 24 und 25 zurecht; die Breite beträgt etwa 15 Ctm.; die Länge des oberen Theiles ist etwa 25 Ctm., die Länge des unteren Theiles etwa 46 Ctm.; in der Gegend des Winkels wird ein ovales oder

Fig. 24. Rechtwinkelige Armschiene von Holz.

rundes Loch von 8—9 Ctm. Durchmesser für den Condylus internus ausgeschnitten. Diese Holzschienen eignen sich besonders für Kranke, welche im Bett liegen müssen. Die Extremität wird mit Tüchern oder mit einer Binde nach vorheriger Polsterung darauf festgebunden und erhöht gelagert.

Wenn der Kranke nicht im Bett liegen muss, so sind Hohlschienen aus Blech oder Pappe zweckmässiger;

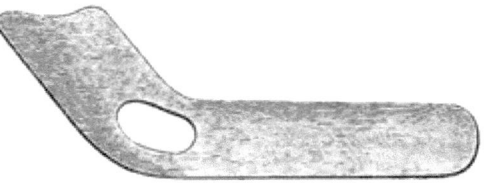

Fig. 25. Stumpfwinkelige Armschiene von Holz.

ersteres wird man sich am besten aus Dachrinnen verschaffen. Eine solche Rinne misst man in der Länge von der Schulter bis zu den Fingerspitzen ab; hierauf gibt man ihr, indem man mit einer starken Scheere das Ueberflüssige wegschneidet (Zinkblech lässt sich schon mit einer einfachen Scheere leicht schneiden) eine Breite von etwa 24 Ctm. und schneidet nun etwa 24 Ctm. vom oberen Ende entfernt, auf jeder Seite senkrecht zur Längsachse das Blech bis auf etwa $\frac{1}{3}$ seiner Breite ein (Fig. 26 *a a*) und nun wird es an dieser Stelle rechtwinkelig gebogen; um es in dieser Stellung zu erhalten, bohrt man in die einander deckenden Blechtheile an der Beugungsstelle zwei Löcher ein, welche sowohl das obere als auch das darunter liegende Stück perforiren und zieht nun einen Draht oder eine dicke Schnur hindurch und knüpft die beiden Enden derselben fest zu; dadurch wird eine Verschiebung des senkrechten zum wagrechten Stück unmöglich. (Fig. 27 *a b*). An dem inneren oberen Theile der Hohlschiene schneidet man nun ein bogenförmiges Stück für die Achselhöhle aus (Fig. 26 *c*).

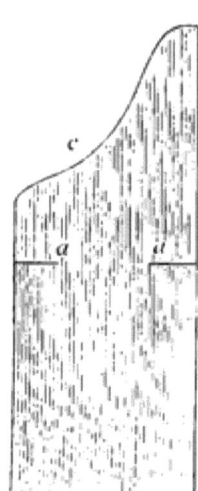

Fig. 26. Modell für die Hohlschiene Fig. 27. *aa* Einschnitte, um die winkelige Knickung an dieser Stelle zu ermöglichen. *c* Ausschnitt für die Achselhöhle.

Wenn man diese Schienen aus Pappe verfertigt, so verfährt man ganz auf dieselbe Weise; man wird hier gut thun, die Pappe, bevor man ihr die nöthigen Krümmungen ertheilt, in warmem Wasser zu erweichen. Kann man über Stearin, Paraffin, Wachs oder Leinöl verfügen, so kann man die Pappschiene durch Einlegen in diese (geschmolzenen) Materialien wasserdicht und damit haltbarer machen. Der kranke Arm wird nun mit dem antiseptischen Verband in diese, vorher gepolsterten Hohlschienen gelegt, mit einigen Tüchern oder Binden befestigt und das Ganze in einer Mitella am Genick aufgehängt.

Schienen für die untere Extremität. Für die untere Extremität nimmt man ein Brett von der Länge des Beines

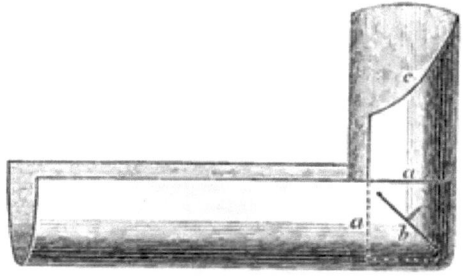

Fig. 27. Hohlschiene aus Blech. *a a* Einschnitte der Fig. 24. *b* Draht, welcher die einander deckenden Theile *a a* zusammenhält, *c* Ausschnitt für die Achselhöhle.

bis zur Ferse gemessen und von entsprechender Breite; um das Fussbrett herzustellen benützt man am besten ein Stück Blech von der Form der Fig. 28: dieses wird um den Rand des Fussendes

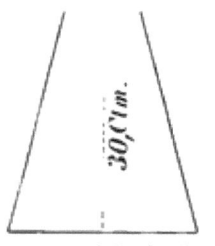

Fig. 28. Blech für das Fussbrett an der Schiene Fig. 29.

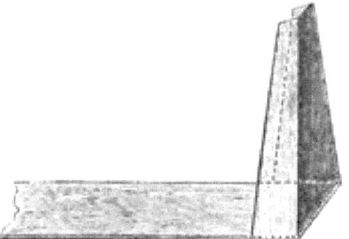

Fig. 29. Fussende der Beinlade. Das
Blech Fig. 28 in situ.

gebogen und mit einigen Nägeln befestigt. (Fig. 29.) Da das Bein
in den meisten Fällen mit etwas im Knie
flectirter Stellung gelagert wird, so wird
man durch entsprechende Polsterung unter
der Kniekehle dafür sorgen müssen, dass
diese Stellung beibehalten bleibt.

Die Beinschienen lassen sich schon
deshalb, weil man an ihnen selbst den
nöthigen Winkel für das Knie anbringen
kann, zweckmässiger aus einer Blechrinne
herstellen: Diese hat die Länge des Beines
vom Hüftbeinkamm über die Ferse bis zu
den Zehenspitzen gemessen: das Fussbrett
stellt man so dar, indem man zu beiden
Seiten des Bleches und rechtwinkelig zu
seiner Axe je einen Einschnitt bis zu ¹/₃
seiner Breite macht (Fig. 30 *a a*) und nun
den unteren Theil senkrecht aufstellt und in
dieser Stellung auf die oben angegebene
Weise mit Draht befestigt. In der Gegend
des Knies macht man nun ebenfalls auf
jeder Seite einen gleichen Einschnitt
(Fig. 30 *b b*): an dieser Stelle wird das
Blech im stumpfen Winkel gebeugt, so
dass die beiden Ränder der Einschnitte von
einander klaffen (Fig. 31 *b*). An den Rändern dieser Einschnitte werden nun Löcher
gebohrt, durch welche man einen Draht oder
eine starke Schnur schlingt (Fig. 32 *b b*):
durch loseres oder festeres Anziehen derselben
kann man den Winkel stumpfer oder spitzer
machen. An der oberen, inneren Seite des
Bleches wird ein entsprechend grosses Stück für die Hinterbacke

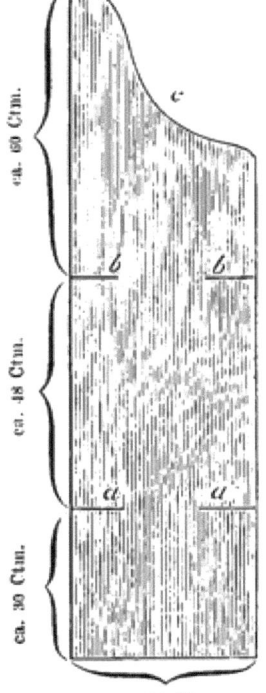

ca. 60 Ctm.

ca. 48 Ctm.

ca. 30 Ctm.

ca. 36 Ctm.

Fig. 30. Modell für die Beinschiene Fig. 31. *a a b b* Einschnitte, *c* Ausschnitt für das
Gesäss.

herausgeschnitten (Fig. 30 c): der äussere Rand ragt nun vom Hüftbeinkamm, der innere vom Damm bis zur Ferse, resp. bis zum Fuss.

Lagerungsapparate, welche nur den Vorderarm oder nur den
Unterschenkel stützen sollen, werden auf die nämliche Art hergestellt; nur bleibt dabei der obere Theil weg; immerhin aber
muss man diese Schienen so lang machen, dass sie den Ellenbogen resp. das Knie um einige Centimeter überragen. Andere
Materialien für Schienen, als Holz, Blech oder Pappe wird man für
diese Zwecke im Felde wohl selten zur Hand haben; sie würden

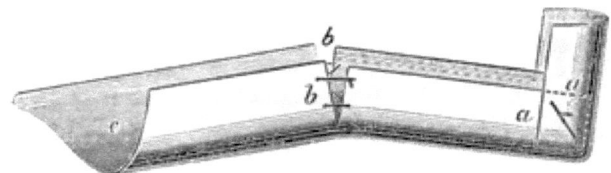

Fig. 31. Beinschiene aus einer Blechrinne hergestellt. *a a, b b*, c wie bei Fig. 30.

übrigens auch überflüssig sein. Der Materialien, deren man sich
als Nothschienen bedienen kann, werden wir später gedenken;
für Lagerungsapparate würden sie auch nicht zu verwenden sein.

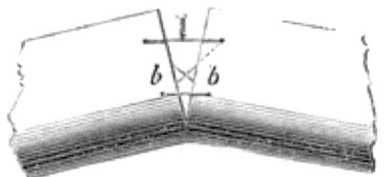

Fig. 32 Kniestück der Beinschiene Fig. 31. Vorrichtung,
um das weitere Auseinanderklaffen der Bänder *b b* zu
verhüten.

G e l e n k w u n d e n. Bei Gelenkwunden ist nächst dem sorg-
fältigsten antiseptischen Verschlusse das Hauptaugenmerk darauf
zu richten, dass das verletzte Gelenk immobilisirt wird. Da in
den meisten Fällen diese Verletzungen mit Fracturen complicirt
sind, so wollen wir deren Behandlung, um überflüssige Wieder-
holungen zu vermeiden, bei den Knochenbrüchen besprechen und
hier einstweilen nur von der Nachbehandlung der Gelenkresectionen reden und die dabei nöthig werdenden Apparate Revue
passiren lassen.

Nach einer Resection des Schultergelenks legt man nach
V o l k m a n n's Vorschlage am einfachsten einen grossen Bindenkopf
in die Achselhöhle und befestigt ihn daselbst mit Heftpflasterstreifen, welche sich auf der Schulter krenzen; der Oberarm wird
ebenfalls durch ein breites Stück Heftpflaster an seinem unteren
Theile am Thorax fixirt; der Vorderarm kommt in eine Mitella.

In Ermangelung von Heftpflaster kann man diese Fixation (sowohl des Bindekopfes in der Achselhöhle, als auch des Oberarmes an den Thorax) mit hinlänglich langen Tüchern oder Binden bewerkstelligen.

Ein anderer, ziemlich gut fixirender Verband wird so angelegt, dass man zwischen Oberarm und Thorax eine Schicht Watte oder dergl. bringt und nun den Arm selbst mit einem Tuche am Körper fixirt und ein zweites als Mitella benützt.

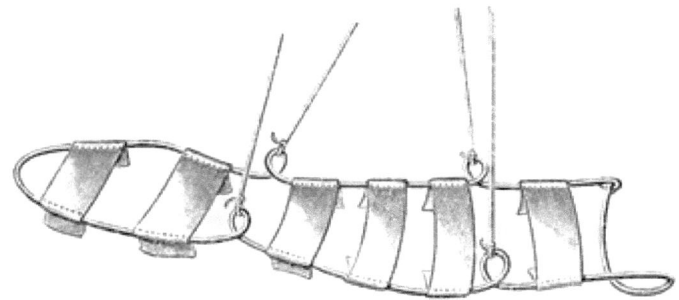

Fig. 33. Suspensionsapparat aus Telegraphendraht und Bindenstreifen hergestellt. (Nach Volkmann.)

Bei Resectionen des Ellenbogengelenks muss der Arm Anfangs ausgestreckt oder im stumpfen Winkel gebeugt gelagert werden, da bei rechtwinkeliger Stellung ein Nachvorngleiten der Vorderarmknochen begünstigt wird; später, im Verlaufe der Heilung geht man mehr und mehr zu einer rechtwinkeligen Stellung über.

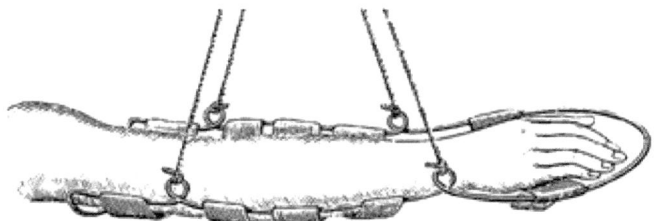

Fig. 34. Arm in der Drahtschwebe (Fig. 33) liegend.

um im Falle einer späteren Anchylose den Arm wenigstens in solcher Stellung zu erhalten, in der er am besten functioniren kann. Anfänglich fixirt der Lister'sche Verband genügend; man lagert dabei den Arm in einer Schwebe, die man sich nach dem Volkmann'schen Muster leicht aus Telegraphendraht herstellen kann; sollte sich dieses Material als zu biegsam erweisen, so nimmt man den Draht doppelt. Die Länge des dazu erforderlichen Stückes beträgt etwa 160 Ctm.; die Form dieses Apparates ist am besten aus Fig. 33 ersichtlich. Der ausgestreckte Arm ruht

dabei frei auf bandartigen Streifen von impermeablen Stoff, welche
in Abständen von 5 bis 6 Ctm. von der einen Seite des Gestells
zur anderen gehen und mit Steck- oder Sicherheitsnadeln befestigt
werden. Im Nothfalle ersetzt man die Streifen von impermeablen
Stoff durch gewöhnliche Binden, oder selbst durch Bindfaden. Die
Suspension geschieht durch starke Schnüre, welche durch die vier
Oesen des Drahtgestelles gezogen und an der Decke befestigt
werden.

Sollte man sich keinen genügend starken Draht beschaffen
können, so stellt man sich diesen Suspensionsapparat aus einem
dünnen Brette her: dasselbe muss eine Länge von etwa 65 Ctm.
haben und eine Breite von etwa 17 Ctm.: an beiden Rändern
schneidet man je zwei Kerben ein, in welche die Riemen, an
denen das Brett schwebend erhalten wird, eingreifen und damit
ein Ausgleiten verhüten. (Fig. 35.)

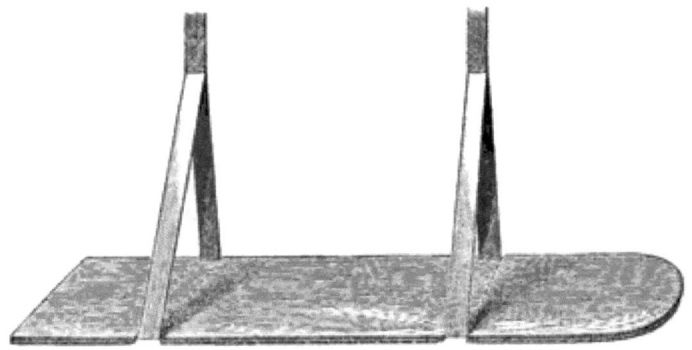

Fig. 35. Suspensionsvorrichtung für den Arm, aus einem Brett und zwei
Riemen hergestellt.

Im weiteren Verlaufe der Heilung werden Winkelschienen
erforderlich: man stellt sich diese am besten aus Blech her. Diese
Schienen, denen man eine beliebige Beugung geben kann, müssen
sich in der Gegend des Ellenbogens verengern: man schneidet
am besten zwei Blechstreifen zu, von denen der eine die vordere,
der andere die hintere Seite der Extremität umfasst, ohne jedoch
die Wunde selbst zu bedecken. (Fig. 36 a, 36 b.) Diese Schienen
werden beim Verbandwechsel nur abgehoben, gleichsam aufge-
klappt, wodurch man allzu grosse Bewegungen des Gelenks vermeidet. Soll der Arm suspendirt werden, so bringt man einen
entsprechend gebogenen Draht (Fig. 36 c) über der oberen Schiene
an und fixirt ihn daselbst durch Binden oder Tücher. Bei fort-
geschrittener Heilung der Resectionswunde wird der Arm in einer
einfachen Tragkapsel getragen, welche man sich leicht aus einer
Blechrinne herstellen kann. (V. Fig. 26 und 27.)

Auch die Gypsverbände finden bei den Gelenkresectionen oft Anwendung, obschon die anderen fixirenden Apparate im Allgemeinen vorzuziehen sind; der Gyps imprägnirt sich sehr leicht mit den Wundsecreten und das erneute Anlegen des Verbandes

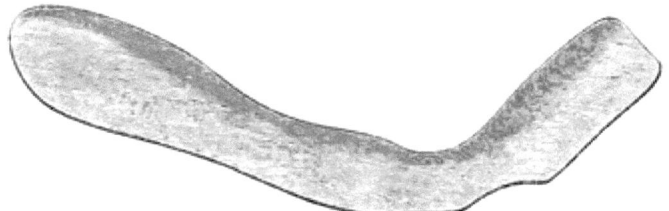

Fig. 36 a. Winkelschienen für Ellenbogenresection aus Blech.

erfordert Zeit und macht dem Patienten durch die unvermeidlichen Bewegungen Schmerzen. Ist man aber in Ermangelung eines jeden Apparates zur Anlegung eines Gypsverbandes genöthigt (es kann auch vorkommen, dass man nur Gyps und sonst

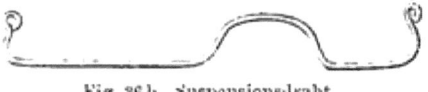

Fig. 36 b. Suspensionsdraht.

kein anderes Material zur Hand hat), so verfährt man folgendermassen: Der Verband umfasst nur den Ober- und Vorderarm, lässt aber die Gegend des Ellenbogens ganz frei. Nach dem Erhärten des Gypses wird dem Arm die nöthige Flexion ertheilt und nun

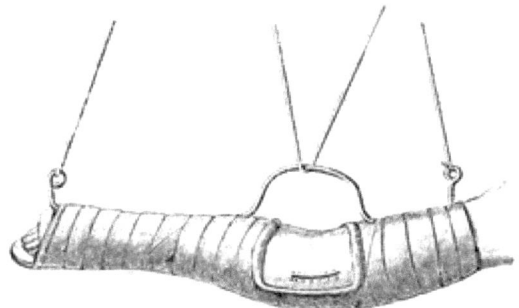

Fig. 36 c. Arm in der Schiene, suspendirt. (Nach Watson-Esmarch.)

nimmt man drei oder vier Bügel von Bandeisen, eventuell von starkem Eisendraht, oder auch Holzlatten, welche vom Oberarmtheil zum Vorderarmtheil reichen und in dieser Lage durch Gypsbinden befestigt werden. Diese Bügel müssen hoch genug sein.

um, darunter hinweg gleitend, die Wunde verbinden zu können.
Ueber die Anlegung der Gypsverbände sowie über ihre Improvisation werden wir eingehender bei den Fracturen sprechen.

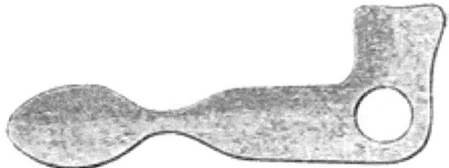

Fig. 37a. Schiene für Handgelenkresection.

Zur Nachbehandlung der Resection des Handgelenks ist die
Watson'sche Schiene leicht aus einem dünnen Brette von der
Form der Fig. 37a herzustellen; sie ist ebenfalls aus Telegraphen-

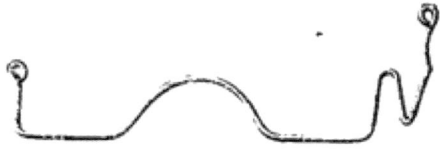

Fig. 37b. Suspensionsdraht.

draht leicht anzufertigen. (Esmarch.) Die Suspension geschieht
an einem entsprechend zugebogenen Draht (Fig. 37b, 37c),
welcher mit einer Binde oder einigen Tüchern fixirt wird. Zur

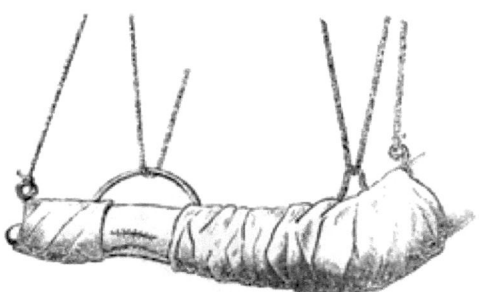

Fig. 37c. Arm in der Schiene, suspendirt.
(Nach Watson-Esmarch.)

verticalen Suspension eignet sich am besten die Volkmann'sche
Schiene, welche man sich aus einem Brette nach Fig. 38 zurecht-
schneidet; die Suspension geschieht hier mittelst einer starken
Schnur, welche man durch den Ring am Handende der Schiene

durchzieht; kann man sich hierzu keine Loch- oder Ringschraube
verschaffen, so bohre man einfach ein Loch in die Schiene selbst
und ziehe dort die Schnur durch.

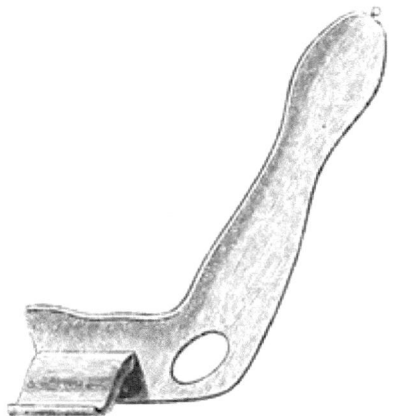

Fig. 38. Schiene zur verticalen Suspension.
(Nach Volkmann.)

Die Behandlung der Resectionen des Hüftgelenks macht
ungemein viel Schwierigkeiten: absolute Ruhe des Gelenks und
Zugänglichkeit der Wunde zum Zwecke des Verbandwechsels
sind zwei Anforderungen, welche sich kaum durch einen Apparat
vereinigen lassen. Das Hauptaugenmerk ist auf eine beständige
Extension des operirten Gliedes zu richten und zwar muss der
Schenkel dabei in Abductionsstellung erhalten werden. Die Extension erreicht man am besten und einfachsten durch Gewichte,
die Contraextension durch höhere Stellung des Fussendes der
Bettstelle (siehe unter Fracturen). Zur Ruhestellung des Gelenkes
wird man, in Ermangelung der gebräuchlichen complicirten Apparate,
am besten einen gefensterten Gypsverband anlegen, welcher
sowohl das Becken bis zur Nabelhöhe und den Unterschenkel bis
zu den Malleolen umfasst: hier wird dann die Extension angebracht
nach der Weise, wie wir sie später bei den Fracturen genauer
beschreiben werden.

Bei der Behandlung der Kniegelenkresectionen reicht man
im Falle der Noth schon mit dem einfachen Lister'schen Verbande aus: derselbe fixirt im Allgemeinen so gut, dass zu seiner
Verstärkung eine einfache Blechschiene an der hinteren Fläche
des Beines ausreicht. Der Verbandwechsel wird ohnehin so selten
wie möglich gemacht. Ueber den Lister'schen Verband kann
man auch einen ungefensterten Gypsverband anlegen, welcher

4*

mehrere Wochen liegen bleiben kann. (G. Fischer.) Dem Gypsverband kann man auch einige Bügel von Eisenband oder auch
starke Holzlatten beifügen und dadurch die Kniegegend ganz frei
lassen: diese extemporirten Fixationsapparate (die Bügelgypsver-
bände) eignen sich zwar besser für die offene Wundbehandlung,
wenn man aber die Bügel genügend hoch macht, so lässt
sich ein antiseptischer Verband ganz gut abnehmen und anlegen, ohne das Glied im Mindesten aus seiner Ruhe zu bringen.
(Fig. 39 a, 39 b, 39 c.)

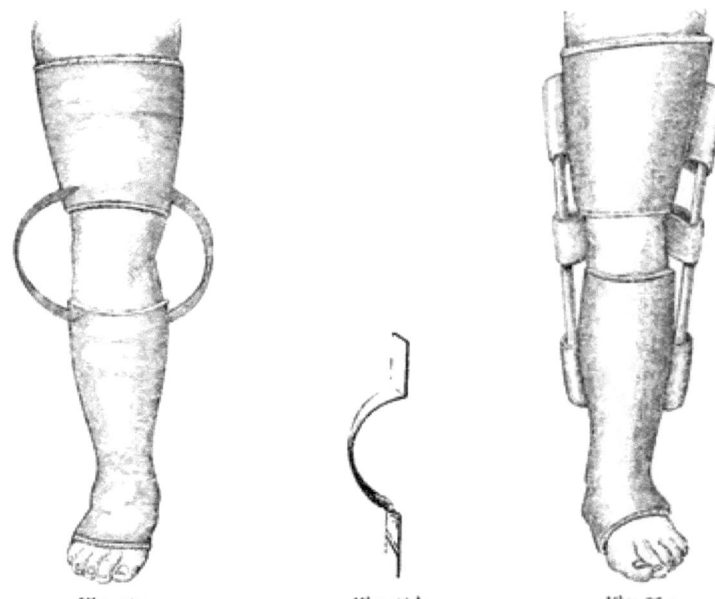

Fig. 39 a.   Fig. 39 b.   Fig. 39 c.
Gypsverbände für Resection, resp. Wunden des Kniegelenks.
a mit eisernen Bügeln.   b eiserner Bügel.   c mit Holzlatten.

Soll die operirte Extremität suspendirt werden, so eignet
sich hierzu am besten der Watson-Esmarch'sche Apparat,
bestehend aus einer hinteren Holzschiene und einem oberen, resp.
vorderen Eisendraht an welchem die Suspension stattfindet.
(Fig. 40.) Der Apparat ist leicht zu extemporiren, wenn man
über ein etwa 1 Ctm. dickes und etwa 12 Ctm. breites Brett und
über ein Stück Telegraphendraht verfügen kann. Die Fixation
dieser beiden Bestandtheile der Schiene geschieht durch gewöhnliche oder durch Gypsbinden.

Das Hauptaugenmerk bei der Nachbehandlung der Fuss-
gelenkresectionen ist darauf zu richten, dass der Fuss während

des ganzen Verlaufes der Heilung in rechtwinkeliger Stellung zum Unterschenkel verbleibt. In diesem Sinne müssen auch die Lagerungsapparate, resp. Schienen angefertigt sein. Wenn man die nöthigen Materialien für einen Gypsverband zur Hand hat, so wird ein

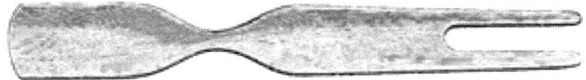

Fig. 40 a.

solcher in der ersten Zeit genügen; nach einigen Tagen schneidet man in denselben die Fenster ein und wechselt nun wie gewöhnlich den Verband der Wunde oder bedeckt sie mit einem Oel- oder

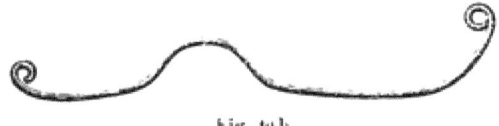

Fig. 40 b.

Salbenläppchen, wenn man sie offen behandeln will. Zur Suspension bedient man sich am besten eines starken Drahtes, welcher über dem Gypsverband durch gewöhnliche oder Gypsbinden be

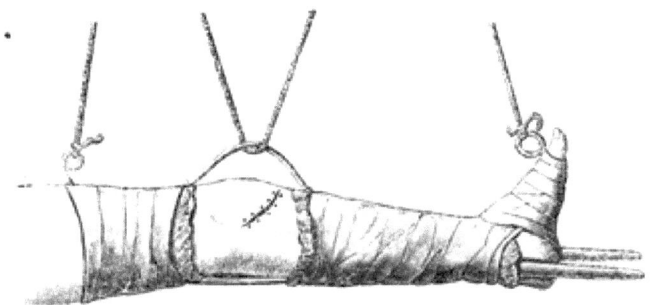

Fig. 40 c.
Schiene zur Suspension für Kniegelenksresection.
a Schiene von Holz, b Suspensionsdraht, c Bein in der Schiene suspendirt.
(Nach Watson-Esmarch.)

festigt wird. (Fig. 41.) Ein anderer Fixationsapparat lässt sich aus Blech improvisiren: man nimmt dazu ein Stück von der Länge von der Wurzel der Zehen bis zum unteren Rande der Kniescheibe und ertheilt ihm in der Gegend des Fussgelenks eine solche Krümmung, dass es dem Unterschenkel und dem Fussrücken

überall anliegt. (Fig. 42 b.) Diese Krümmung wird man dem Blech
auf die Weise ertheilen, dass man an dessen beiden Rändern eine
Anzahl von Einschnitten macht, durch deren Auseinanderklaffen
ein Winkel von beliebiger Grösse erzeugt werden kann. (Fig. 42 a.)
Diese Schiene legt man auf die vordere Fläche des Unterschenkels
und auf den Fussrücken, (vom unteren Rand der Kniescheibe
bis zu den Zehenwurzeln reichend); in dieser Lage wird sie durch

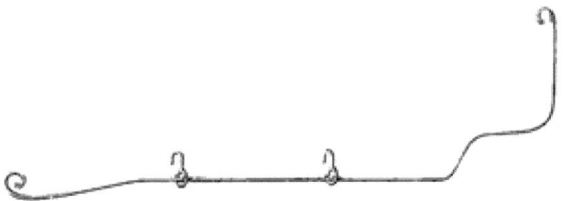

Fig. 41 a. Suspensionsdraht.

einfache Bindentouren oder durch Tücher festgehalten. Zur Suspension bedient man sich ebenfalls eines Drahtes. Die Resectionswunde bleibt hierbei von der Schiene unbedeckt.

Alle dieselben Apparate und Schienen finden auch bei der
conservativen Behandlung der Schussverletzungen der Gelenke
ihre Anwendung; auch hier ist die absolute Ruhe des verwundeten
Gliedes die Hauptsache und auch hier wird man bei der An-

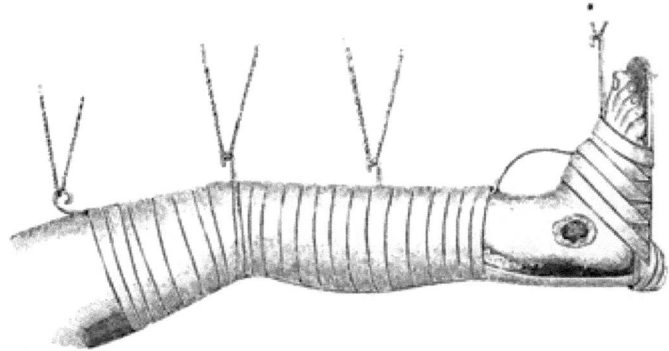

Fig. 41 b. Bein, im Gypsverband suspendirt.

legung fixirender Verbände darauf sehen müssen, dass das Gelenk
in einer solchen Lage sich befindet, welche dem Gliede bei einer
möglicherweise später eintretenden Anchylose die möglichste Brauchbarkeit gestattet. Wir können uns daher auch bei der conservativen Behandlung der Gelenkwunden darauf beschränken, den
Satz auszusprechen: Man behandle Gelenkwunden in denselben
Lagerungsapparaten, welche man nach einer Resection des betreffenden Gelenkes gebrauchen würde.

Es ist hier nicht der Ort, über die Frage zu discutiren, ob man bei Gelenkwunden die expectativ conservative oder die operativ conservative Behandlung einschlagen müsse; diese Frage

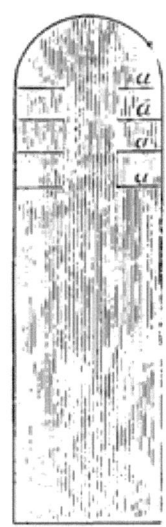

gehört ausserhalb des Bereiches unserer Aufgabe und wird auch im concreten Falle speciell vom Arzte entschieden werden müssen. Wenn nach einem Rencontre eine grosse Zahl Verwundeter um Hilfe flehen und wenn sich vielleicht ein Mangel an Sanitätspersonen und an Verband- material bemerkbar macht, so wird ein ge- wissenhafter Chirurg ohnedies zu keiner Ope- ration schreiten, welche nicht unbedingt nöthig ist, oder nicht sofort ausgeführt werden muss. Die conservative Behandlung tritt daher nirgends

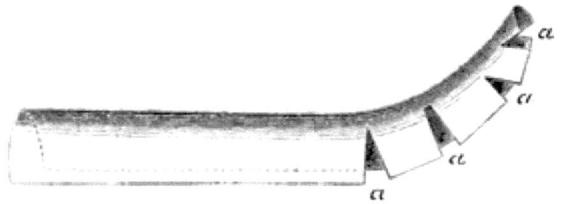

Fig. 42a. Modell der Blechschiene, ... Einschnitte.

Fig. 42b. Die Schiene zugebogen.

mehr in ihr Recht, als wenn die Bedingungen fehlen, welche eine Operation zum gewünschten Ziele führen. Ist keine Möglichkeit

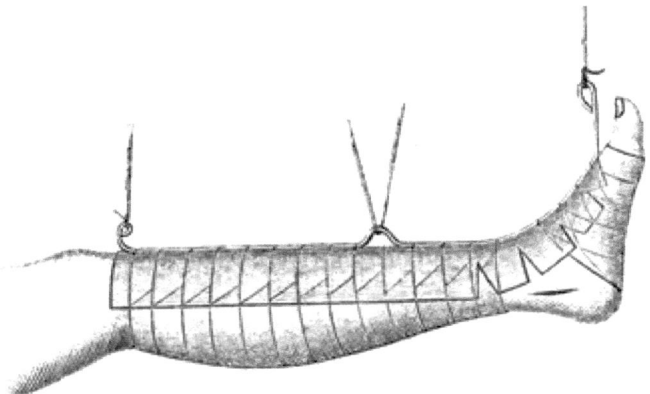

Fig. 42c. Bein, in der Schiene suspendirt.

vorhanden, das verwundete Glied zu retten, so wird man am besten sofort amputiren; dadurch entgeht man den ungeheuren

Schwierigkeiten einer expectativ- oder operativ-conservativen Behandlung und bietet dem Verletzten damit mehr Chancen für sein Leben, als bei einer verzögerten secundären Amputation. Hat man Hoffnung das Glied zu erhalten, so werden die Verhältnisse des einzelnen Falles zu entscheiden haben, ob man expectativ oder operativ vorgehen müsse, d. h. mit Hilfe einer Gelenkresection. Hier sei nur so viel bemerkt, dass seit der Einführung der antiseptischen Verbandmethode, die Gelenkwunden bedeutend von ihrer Gefährlichkeit verloren haben; die Chancen sind kaum geringer als bei jeder anderen Wunde. Die primäre antiseptische Occlusion, wenn möglich ein List e r'schen Verband und hierauf Feststellung des verletzten Gelenkes durch einen immobilisirenden Verband, das werden die ersten Bedingungen sein, die zu erfüllen sind. Bei starker Verunreinigung des Gelenks, starker Zersplitterung der Knochen, wird die Gelenkhöhle mit einer antiseptischen Lösung ausgespült, lose, oben aufliegende Splitter entfernt, drainirt, dann antiseptisch verbunden und hierauf in einen fixirenden Verband gebracht. Die glänzenden Erfolge, welche B e r g m a n n und R e y h e r im letzten russisch-türkischen Kriege mit dieser Behandlung erzielten, laden dringend dazu ein, bei Gelenkwunden die expectative Behandlung einzuschlagen; nur muss von Anfang an eine strenge Antisepsis gehandhabt werden; eine secundäre Antisepsis verschlechtert die Chancen bedeutend. Mit dieser Behandlung verlor B e r g m a n n von 15 Knieschüssen nach den Stürmen auf Telisch und Gorni Dubnik nur einen einzigen Patienten; diese Verwundeten wurden überdies erst 50—60 Stunden nach der Verletzung antiseptisch occludirt und mussten darauf einen schweren Transport während vier Tagen und Nächten auf den schlechtesten Wegen durchmachen, und trotz alledem dieses schöne Resultat! Man wird daher die expectative Behandlung der Gelenkwunden dringend empfehlen müssen; man wird es um so mehr thun, wenn man in die Lage kommt, von allen Hilfsmitteln entblösst, dem Verletzten beizuspringen. Die expectative Behandlung wird endlich in denjenigen Fällen, von denen wir in dieser Arbeit überhaupt reden, in Fällen, wo es am Nöthigsten fehlt, um kunstgerecht behandeln zu können, oft die einzige sein, welche man einschlagen kann und man wird es um so leichter thun, wenn, abgesehen davon, dass man sich einer Nothwendigkeit unterzieht, man dabei denken kann, dass man dem Kranken damit keine schlechteren Chancen bietet, als wenn man ihn kunstgerecht und mit allem nöthigen Material versehen, operiren würde.

Was die weitere Behandlung der Gelenk- und Resectionswunden anbelangt, so gelten für dieselbe die gleichen Regeln wie bei der Wundbehandlung überhaupt: die Verbände müssen möglichst lange (3 bis 4 Wochen) liegen bleiben und man wechsle sie nur dann, wenn eiterige Durchtränkung derselben oder gefahrdrohende

Erscheinungen von Seite der Wunde dazu zwingen. Treten jauchige Phlegmonen, Gangrän und dergl. ein, so ist der antiseptische Verband wegzulassen und die permanente Irrigation in Scene zu setzen. Beim Verbandwechsel spült man nur dann, wenn sich eine schlechte Eiterung bemerkbar macht. Ist die Heilung der Wunde in der Tiefe vorgeschritten, ist besonders der Knochen gut bedeckt und zeigt sich in den oberen Theilen der Wunde ein guter Heiltrieb, so ist es rathsam, den antiseptischen Verband wegzulassen, und offen oder mit Oel- oder Salbenläppchen weiter zu behandeln; dadurch wird die Narbe weniger zart und spröde und zeigt später weniger Neigung wieder aufzubrechen.

VI. Die Knochenbrüche und ihre Behandlung.

Zu den schwersten im Kriege vorkommenden Verletzungen gehören die Schussfracturen, besonders diejenigen an den unteren Extremitäten. Wir sehen davon ab, an dieser Stelle eingehend von der speciellen Symptomatologie der Fracturen zu reden; wir werden bei der Besprechung der Brüche der einzelnen Knochen in Kürze die Erscheinungen erwähnen, welche dabei auftreten, hier sei nur vorübergehend auf diejenigen Symptome hingewiesen, welche allen Fracturen gemein sind und welche es in den meisten Fällen auch dem Laien möglich machen, sich ohne grosse Schwierigkeit über die Natur der Verletzung zu vergewissern.

Vor Allem werden zwei grosse Unterabtheilungen aufgestellt: die eine umfasst die einfachen, die andere die complicirten Fracturen. Unter einem einfachen Knochenbruch versteht man jede Continuitätstrennung des Knochens, ohne wesentliche Betheiligung der umgebenden Weichtheile, hauptsächlich aber ohne äussere mit der Fractur communicirende Wunde. Complicirte Fracturen sind solche, bei welchen neben der Zusammenhangstrennung des Knochens auch eine äussere Wunde besteht, welche direct auf den verletzten Knochen führt. Diese Verletzungen werden im Kriege hauptsächlich durch Gewehrprojectile, auch durch Granatsplitter verursacht; sie gehören, wie wir bereits erwähnten, mit zu den gefährlichsten Verwundungen, einmal schon deshalb, weil eine septische Infection bei einer Wunde, die das Knochenmark eröffnet, sehr leicht möglich ist und ferner entstehen in dem zerrissenen und zerquetschten Knochenmarke häufig Vereiterungen, welche leicht zu Pyämie und zum Tode führen. Ausserdem sind die Schussfracturen in den meisten Fällen mit ausgedehnten Splitterungen des Knochens complicirt (sog. Comminutiv-Brüche). Splitterungen und Substanzverluste, welche die Existenz des Gliedes in hohem Grade gefährden. Einfache Fracturen sind im Allgemeinen Verletzungen ohne grosse Gefahr

Symptome. Die Symptome, welche allen Fracturen eigen sind, sind 1. die Difformität des Gliedes, 2. die abnorme Beweglichkeit, 3. die Crepitation; die subjectiven Empfindungen des Verletzten sind für die Diagnose von untergeordneter Bedeutung.

Die Difformität entsteht ausser durch Blutextravasate oder durch entzündliche Schwellung der umgebenden Weichtheile, hauptsächlich durch die Dislocation der Bruchenden; dieser Dislocationen gibt es sechs verschiedene Arten, welche indessen selten rein vorkommen; gewöhnlich sind mehrere derselben zu gleicher Zeit vorhanden; so spricht man von einer seitlichen Verschiebung der Fragmente (Disloc. ad latus), von einem Nebeneinanderschieben der Bruchenden in der Längsachse des Knochens (Disloc. ad longitudinem); ferner können die Fragmente in einem Winkel zu einander stehen (Disloc. ad directionem); es kommt vor, dass sich das untere Fragment um seine Längsachse dreht (Disloc. ad peripheriam); die Bruchenden können sich in einander einkeilen (Gomphosis) oder von einander abweichen, (Diastasis). Bei complicirten Fracturen ist die Einkeilung der Fragmente selten; die anderen Dislocationen sind selten rein.

Die abnorme Beweglichkeit ist leicht zu constatiren: kann man ein Glied an einer Stelle, wo sich kein Gelenk befindet, in jeder Richtung bewegen, so muss nothwendigerweise eine Continuitätstrennung des Knochens vorhanden sein. Sitzt die Fractur in unmittelbarer Nähe eines Gelenks, so kann der Nachweis einer abnormen Beweglichkeit schwierig werden; man wird denselben dadurch erbringen müssen, dass man das Glied in eine Stellung bringt, welche das normale Gelenk nicht zulassen würde. Bei Fracturen mit Einkeilung der Bruchenden fehlt die abnorme Beweglichkeit.

Die Crepitation entsteht durch das Aneinanderreiben der rauhen Bruchflächen; es ist ein knirschendes, kratzendes Gefühl, welches die untersuchende Hand empfindet; oft kann die Crepitation sogar gehört werden; sie wird undeutlich, wenn die Fractur bereits einige Tage alt ist, weil sich dann gerinnende Schichten zwischen die Fragmente gelagert haben.

Behandlung. Bei der Behandlung der Knochenbrüche ist das Hauptaugenmerk auf zwei Punkte zu richten: einmal müssen die Fragmente in normale Lage zu einander gebracht werden, und zweitens müssen sie durch passende Verbände oder Apparate in dieser Lage erhalten werden. Bei den complicirten Fracturen ist vor allen Dingen für einen antiseptischen Verschluss der äusseren Wunde zu sorgen; der Knochenbruch an und für sich ist für gewöhnlich von nicht allzu grosser Bedeutung; bevor man daher zur Reposition und zum immobilisirenden Verbande schreitet, lenke man seine ganze Aufmerksamkeit der Wunde zu und verschliesse dieselbe auf eine der Arten, welche wir weiter oben

genauer beschrieben haben. Ist die Wunde verbunden, so ist es
Zeit, durch eine passende Vorrichtung dafür zu sorgen, dass die
Fragmente in ruhiger, unverrückbarer Stellung zu einander ver-
bleiben. Die eigentliche, definitive Reposition einer Fractur ist
immer Sache des Arztes; der Sanitätssoldat, der den Verwundeten
aus der Gefechtslinie nach dem Verbandplatze bringen muss, wird
nur einen Nothverband anlegen; die weitere Behandlung der
Fractur ist Sache des Lazareths.

Wir werden später bei der Besprechung der einzelnen Fracturen genau die Verbände und Apparate beschreiben, welche erforderlich sind und welche man sich selbst improvisiren kann,
und welche sowohl für den ersten Transport als auch für die
Lazarethbehandlung nothwendig werden. Im Allgemeinen kann man
sagen, dass für einen jeden Transport und auf noch so kurze
Strecken ein immobilisirender Verband angelegt werden muss,
während für die Lazarethbehandlung oft schon eine entsprechende
Lagerung oder eine Extensionsvorrichtung genügt und jeden
anderen als den antiseptischen Wundverband überflüssig macht.

Als Material für Nothverbände kann man alles Mögliche
verwenden: Holzschienen in Gestalt von Dachschindeln oder dünnen
Brettern; Zweige von Bäumen und Sträuchern, oder noch besser
zusammengebundene Bündel von dünnem Reisig; Stroh, welches
ebenfalls zu Bündeln zusammengelegt ist, oder welches man rings
um das verletzte Glied legt und mit einigen Tüchern oder mit
Bindfaden zusammenbindet; Säbel und Bajonnetscheiden, Waffen
jeder Art, Dachrinnen, Telegraphendraht, Lederzeug, Stiefelröhren,
Tornister, kurz alles Mögliche ist bereits zu solchen Nothschienen
verwendet worden. Die frühere Kriegschirurgie suchte ihre ganze
Grösse in der Erfindung solcher Nothverbände und diese behalten
auch heute noch ihre volle Geltung, wenn schon die Sanitätswagen
mit den besten und zweckmässigsten Schienen reich versehen sind.
Wenn auch der Sanitätsdienst noch so gut organisirt wäre und
alles Material stets auf den Verbandplätzen bei der Hand sein
sollte, so wird man die improvisirten Nothverbände doch nie entbehren können, denn von der Gefechtslinie bis zu dem Verbandplatze ist oft ein weiter Weg und erst auf letzterem angelangt
findet der Verwundete die definitive Hilfe und vielleicht auch da
noch nicht. Der kleinste Transport eines Kranken mit einem
Knochenbruch muss unbedingt unter absoluter Feststellung der
Fragmente geschehen und da bekanntlich die Sanitätssoldaten
nicht mit Schienen und dergl. beladen in der Gefechtslinie herum-
spazieren können, so bleibt es ihnen überlassen, durch einen
zweckmässigen improvisirten Verband den Kranken wenigstens
fähig zu machen, bis hinter die Feuerlinie gebracht zu werden.
Zu diesem Zweck muss sich der Sanitätssoldat der Materialien
bedienen, die ihm gerade zur Hand sind und die Schienen, welche

er dort anwenden wird, sind dann gewöhnlich nicht die schul-
und kunstgerechten, welche die moderne Chirurgie vorschreibt
und auch anwendet, wenn sie sie nämlich auch wirklich zur Hand
hat, was im Kriege eben leider nur zu oft nicht der Fall ist.

Zur Anlegung eines Nothverbandes bei einer Fractur müssen
immer einige Gehilfen sein: das verletzte Glied wird von dem
einen Gehilfen oberhalb von dem anderen unterhalb der Fractur
umfasst und durch Zug und Gegenzug in der Längsachse des
Knochens in die normale Länge und Stellung zurückgebracht;
der dritte, welcher den eigentlichen Verband anlegt, umfasst mit
sanftem Druck das Glied an dessen Bruchstelle und sucht durch
entsprechende Verschiebung der Fragmente, dieselben in ihre richtige Lage zu bringen. Befinden sich nun die Bruchenden in möglichst
derselben Stellung zu einander, wie vor der Verletzung und ist
die complicirende Wunde antiseptisch geschlossen, so legt man
den fixirenden Verband an, während beide Gehilfen stets fort
durch Zug und Gegenzug die Extremität in der erwähnten Stellung
erhalten Fig. 43. Die Schienen müssen zu gleicher Zeit sowohl

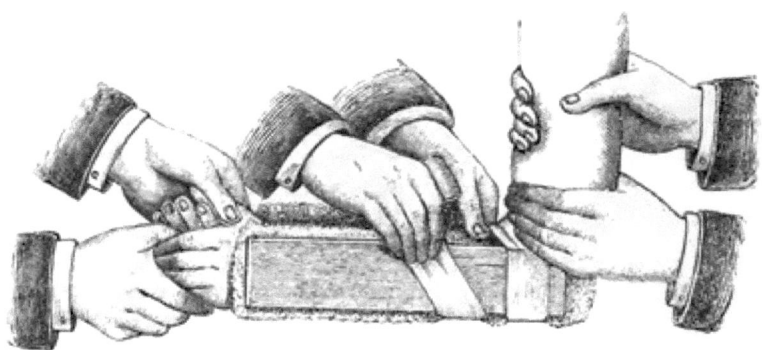

Fig. 43 Einrichtung und Verband eines Knochenbruches.

das Gelenk oberhalb als auch unterhalb der Fractur mitfixiren, um
dadurch jede Bewegung und jeden Muskelzug zu verhüten. Die
Schienen werden mit Taschentüchern, Hosenträgern, Bindfaden
oder dgl. befestigt; zur Polsterung kann man in Ermangelung
besseren Materials Moos, Stroh, Heu, Werg oder Kleidungsstücke
verwenden. Es bedarf wohl kaum der Erwähnung, dass das
fracturirte Glied nur dadurch entkleidet werden darf, dass man
den Aermel oder die Hose der Länge nach auftrennt und auf
diese Weise die Wunde freilegt, diese Regel gilt zwar für jede
Art der Verletzung, ganz besonders aber für die Fracturen. Wenn
der Verband angelegt ist, so klappt man die aufgetrennten Theile
des Kleides darüber zusammen und befestigt es mit einigen Steck-
nadeln oder mit einem Bindfaden.

Materialien für Nothschienen. Bevor wir zur Beschreibung der improvisirten Verbände und Apparate für die einzelnen Fracturen übergehen, wollen wir noch in Kürze über die Materialien, aus denen man sich Nothschienen herstellen kann, Revue passiren und wollen schon jetzt beschreiben, wie man sich daraus passende Schienen herstellen kann. Hieher gehören z. B. Latten, dünne Bretter, welche man in jedem Hause finden wird; man kann sich solche Schienen event. aus Möbeln, aus Thüren oder dgl. zurechtschneiden; ein Stuhl- oder Tischbein thut im Falle der Noth dieselben Dienste, obschon breitere und dünnere Hölzer viel bequemer sind; hieher gehören auch Dachschindeln, welche besonders bei Fracturen der oberen Extremität gut zu verwenden sind; sie sind dünn, leicht und werden, wenn man sie vor dem Gebrauch in Wasser legt, schmiegsam und legen sich dem Gliede gut an.

Denselben Dienst thun Baumäste oder noch besser kleine Zweige, welche man zu Bündeln zusammenheftet; auch Baumrinde wäre ein gutes Material, doch wird man selten in der Lage sein, sich solche in der erforderlichen Grösse losschälen zu können.

Als ein sehr gutes Material für extemporirte Schienen müssen wir das Stroh bezeichnen; dasselbe ist im Felde wohl immer leicht zu haben; es ist biegsam, leicht, weich und fixirt dabei doch recht gut. Man legt die Strohhalme in Bündel von etwa 2 Zoll Durchmesser zusammen und schneidet sie entsprechend lang zu; sie werden mit Tüchern oder Binden an der Extremität befestigt. (Fig. 44.) Man kann auch das Stroh in der Weise benützen, dass

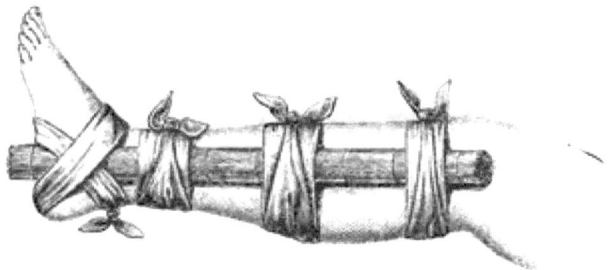

Fig. 44. Strohbündel als Nothverband.

man das verletzte Glied auf die Mitte eines unter demselben ausgebreiteten Tuches legt, in jeden Rand dieses Tuches ein Strohbündel einwickelt und so an beide Seiten der Extremität anrollt (Fig. 45) und befestigt. Wenn man mehr Zeit hat, so kann man sich das Stroh sehr leicht zu Matten zusammenbinden; man legt zu diesem Zweck ein etwa fingerdickes Bündel auf die Mitte

zweier oder mehrerer Bindfäden, welche in Entfernungen von
etwa 5 Ctm. parallel neben einander liegen und bindet man das
Bündel mit den Fäden zusammen; zwischen die beiden Enden
der Bindfäden kommt nun ein zweites Bündel Stroh dicht an das
erste zu liegen; man umschnürt es ebenfalls wie das erste und

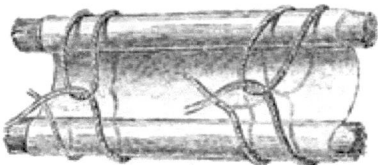

Fig 45. Nothschiene.
Zwei Bündel Stroh in ein Tuch eingerollt.

fährt nun in dieser Weise fort, bis die Matte die gewünschte
Breite hat. (Fig. 46.) Anstatt des Strohs kann man auch dünnes
Reisig, Binsen oder Schilf zu Matten zusammenbinden.

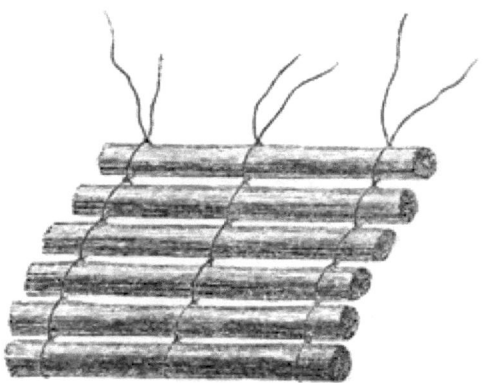

Fig. 46. Matte, aus Strohbündeln hergestellt.

Aus der Equipirung des Soldaten lassen sich im Nothfalle
auch verschiedene Gegenstände als Schienen verwerthen; so kann
z. B. eine Bajonnet- oder Säbelscheide dazu verwendet werden;
angenehmer als diese harten Gegenstände werden dem Verletzten
Schienen sein, welche man z. B. aus Stiefelrohren extemporirt;
der Schaft wird dabei der Länge nach aufgeschnitten, um die
verletzte Extremität herumgeschlagen und festgebunden; von demselben Werth, doch aber zweckmässiger ist Lederzeug, welches
man einem Tornister entnehmen kann; man schneidet z. B. dessen
Deckel oder Klappe herunter und verwendet ihn in derselben

Weise, wie das Stiefelrohr; es ist dieses ein relativ weicher, schmiegsamer, aber doch gut fixirender Verband. Bei Verletzungen, besonders der unteren Extremitäten, lässt sich als Nothverband vortheilhaft der Mantel verwenden (Kaputverband); bei Fracturen des Oberschenkels kann man diesen Kaputverband durch Einrollen eines Gewehrs noch verstärken. Wir werden bei der Besprechung der Fracturen der unteren Extremitäten diese Verbände genauer beschreiben. Nothschienen aus Blech sind ebenfalls viel verwendet worden und leisten gute Dienste; man wird sich dieses Material überall, wo menschliche Wohnungen sind, in Gestalt der Dachrinnen oder dergl. verschaffen können. Zur Befestigung dieser Schienen bedient man sich einiger Taschentücher, Bindfäden, Leinwandstreifen, Riemen, Gurte, Verbandtücher; Binden, Hosenträger etc. thun dieselben Dienste und etwas wird man immer bei der Hand haben. Man möge zu den Nothschienen benützen, was man immer wolle, so kommt es weniger auf das verwendete Material an, als darauf, wie es angewendet, wie es angelegt wird.

Sollte man einmal in die unwahrscheinliche Lage kommen, gar nichts zu haben, was eine Nothschiene abgeben könnte, so kann man die Fixation dadurch bewerkstelligen, dass man das zerschossene Bein an das gesunde, oder den gebrochenen Arm an die Brust befestigt.

Wird ein Gefecht in der Nähe menschlicher Wohnungen geschlagen, so wird es an Material für Nothverbände nicht fehlen; man wird hier fast immer Stroh finden können und es werden auch Latten und dünne Bretter leicht zu verschaffen sein; letztere kann man eventuell aus Möbeln (Tischplatten) aus Zimmer- oder Schrankthüren herausschneiden; man kann dazu fast alle Bestandtheile eines Stuhles oder einer Bank verwenden. Man wird sich auch Dachschindeln verschaffen können, ebenso Blech, welches man Dachrinnen entnimmt. In den Häusern selbst findet man ebenfalls allerlei Gegenstände, welche sehr brauchbar sein können: Pappendeckel, wie z. B. Einbände von Büchern grösseren Formats, Schreibhefte, dünnere Brochüren eignen sich ebenfalls recht gut; Lederzeug, Strohmatten, Spazierstöcke, Teppiche und wollene Decken, Tücher (Lein- oder Tischtücher), welche man vor dem Gebrauche zusammenrollt und so an die Extremität festbindet oder diese mehrere Male damit umwickelt; Rollkissen, Federbetten, starken Draht (von Fenstervorhängen, Portièren), zusammenrollbare Tischbretter aus Holzstäbchen, Binsen oder Stroh, Hutfilz u. s. w. Alles dieses kann man im Nothfalle verwenden.

Wenn ein Gefecht in der Nähe eines Wäldchens oder eines Gesträuches stattfindet, so wird man zu dünnen Zweigen seine Zuflucht nehmen können; solche von Hasel- oder Weidengebüschen, sowie auch von Birken und Eschen werden ihrer Elasticität wegen

anderen vorzuziehen sein: Zweige von Obstbäumen sind meistens
sehr spröde und zerbrechlich und deshalb weniger gut geeignet.
Ueberhaupt sind Zweige und Reiser im Frühjahr und Sommer,
wenn sie in vollem Saft stehen, besser geeignet als im Herbst und
Winter, wo durch die Kälte und durch den Mangel an Saft die
Sprödigkeit derselben vermehrt wird. In der Nähe von Gewässern,
von Seen, Sümpfen und Teichen wird man Schilfrohr vorfinden,
welches zu Bündeln zusammengeschnürt, ebenfalls ein treffliches
Material abgibt: man benützt es in derselben Weise, wie wir
vorher bei dem Stroh näher beschrieben haben. Auch dieses
Material ist im Winter wegen seiner Sprödigkeit ganz unbrauch-
bar; im Sommer ist es sehr elastisch und für unsere Zwecke
gut geeignet.

In der Steppe und in der Wüste wird man oft in Verlegen-
heit kommen, woher sich das Material zu Nothschienen zu
verschaffen; hier wird man dann zu denjenigen Gegenständen, die
der Soldat bei sich trägt, seine Zuflucht nehmen müssen, also zu
Bajonnett- und Säbelscheiden, zu Gewehren und Bajonnetten, zu
dem Lederzeug des Tornisters, zu Stiefelschäften und Mänteln etc.
Zum Fixiren der Schienen nimmt man dann Riemen und Gürtel,
Hosenträger; im Nothfalle kann man auch aus der Leibwäsche
bandartige Streifen reissen, und diese als Binden benützen.

Eine Polsterung der Schienen wird in den meisten Fällen
nöthig werden, denn sie dürfen das Glied weder drücken noch
einschneiden; man verwendet dazu wie bereits erwähnt Moos,
Heu, Werg, Kleider oder Wäsche, welche man besonders an vor-
stehenden Knochen und auch in der Nähe der Fractur als schützende
Lage anbringt.

Nothverbände der einzelnen Fracturen.

Wir besprechen in diesem Abschnitt vorläufig diejenigen
Verbände, welche den Zweck haben sollen, den Verwundeten für
den Transport zum Verbandplatze oder nach dem Lazareth fähig
zu machen: sie sollen nur eine Reibung der Fragmente gegen
einander und die daraus resultirenden Uebelstände, wie Entzündungen und weitere Verletzungen der Weichtheile verhüten: sie
sollten nur einige Stunden, höchstens einige Tage liegen bleiben,
bis der Blessirte im Lazareth untergebracht ist. Ueber die bei der
Lazarethbehandlung nöthig werdenden Apparate werden wir später
eingehend reden.

Vor der Anlegung eines fixirenden Verbandes muss die
Wunde sorgfältig antiseptisch verbunden werden.

Fracturen des Schädels erfordern keine besonderen Verbände.
Man wird den Verwundeten in den meisten Fällen bewusstlos
antreffen, die äussere Wunde wird durch ein antiseptisches Material

(Carbol- oder Chlorzinkwatte) bedeckt und mit einer Kopfschleuder verbunden: man kann sich diese aus einem viereckigen Tuche (Taschentuch) herstellen, indem man die zwei einander gegenüber liegenden Ränder soweit gegen die Mitte einreisst, bis noch ungefähr 12—15 Ctm. zwischen den beiden Rissen übrig bleiben; man legt es dann flach ausgebreitet auf den Kopf, so dass die Mitte desselben auf die bedeckte Wunde kommt und bindet nun die beiden hinteren Zipfel unter dem Kinn, die beiden vorderen unter dem Hinterhaupt zusammen. (Fig. 47.) Ueber diesen Verband soll man kalte Ueber-

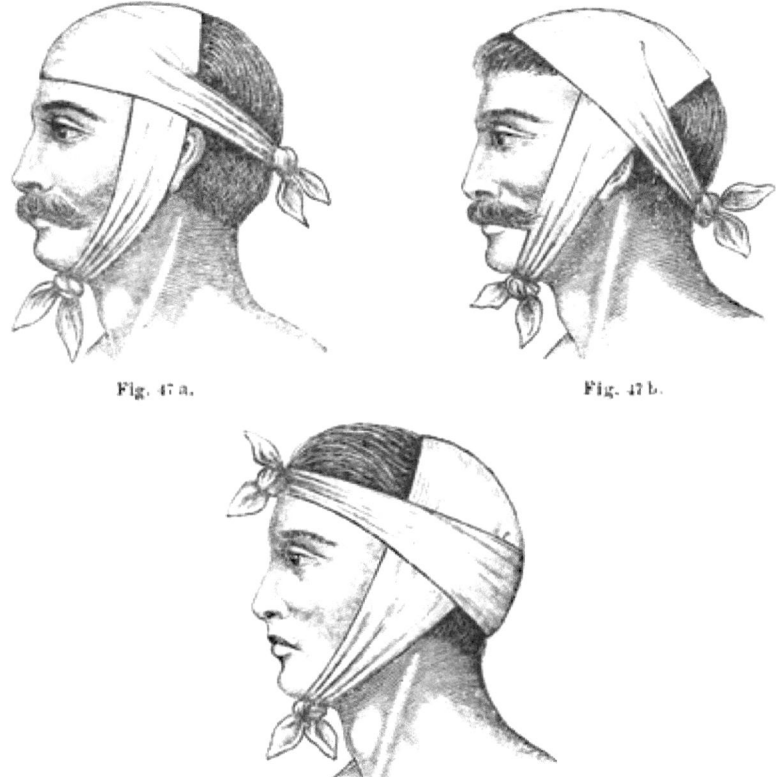

Fig. 47 a.   Fig. 47 b.

Fig. 47 c.

Schleuderbinde. Art der Anlegung bei Wunden des Vorderkopfes a, des Scheitels b, des Hinterkopfes c.

schläge machen, indem man entweder in kaltes Wasser getauchte Compressen auflegt und diese fleissig wechselt, oder indem man Schnee oder Eis zwischen zwei Lagen eines Tuches bringt und auflegt.

Denselben Verband macht man bei Fracturen des Oberkiefers; eine Fixation der Fragmente ist hier nicht nöthig.

Der Bruch des Unterkiefers wird ebenfalls mit einer Schleuder verbunden: man legt dabei das Mittelstück auf das Kinn und bindet die beiden unteren Zipfel auf der Mitte des Kopfes, die beiden oberen im Nacken zusammen. Durch Eingehen mit dem Finger in den Mund wird man vorher versuchen, die dislocirten Fragmente zu reponiren und luxirte Zähne wieder in ihre Alveolen einzustellen. (Fig. 48.)

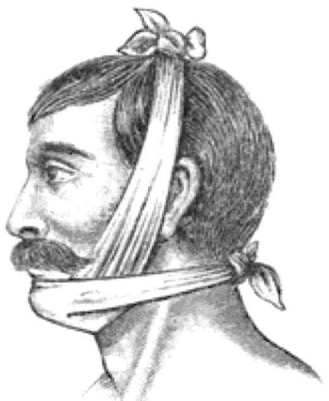

Fig. 48. Schlenderbinde für die Fractur des Unterkiefers.

Bei Fracturen der Rippen kann man die Schmerzhaftigkeit, die der Verwundete besonders beim Athmen empfindet, dadurch bedeutend mildern, dass man ein breites Tuch, z. B. ein Halstuch, einen Shawl oder dgl. fest um die Brust bindet und dadurch den Patienten zwingt, mehr mit dem Zwerchfell als mit dem Thorax zu athmen.

Brüche des Schlüsselbeins und des Schulterblattes werden am besten mit einer Mitella verbunden: der Arm der kranken Seite wird so in das Tuch gelegt, dass die Schulter dadurch etwas gehoben wird. (Fig. 49.)

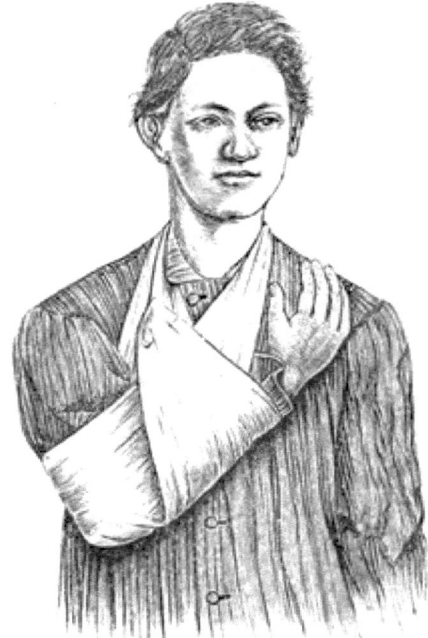

Fig. 49. Verband für den Bruch der Clavicula.

Bei einem Bruche des Oberarmknochens wird derselbe durch Zug in der Richtung der Längsaxe des Knochens und durch Gegenzug in der Höhe des Schultergelenks reponirt; hierauf bringt man womöglich drei gut gepolsterte Schienen an die vordere, die äussere und hintere Seite des Oberarmes und fixirt sie hier mit Tüchern oder Binden: die äussere Schiene ist die längste und überragt nach oben die Schulter, nach unten den Ellenbogen. Als Material bedient man sich am besten einiger Dachschindeln (Fig. 50), eventuell einiger Bajonnettscheiden oder Bajonnette. Strohbündel sind ebenfalls zu gebrauchen. Ist die

Dislocation der Fragmente nicht bedeutend, so kann man sich vortheilhaft eines Stückes Leder, welches man der Klappe eines Tornisters entnimmt, eines Stückes Pappe etc. bedienen; man legt diese dann ringsum um die fracturirte Extremität, so dass es entweder eine Röhre oder eine Rinne darstellt, welche das Glied umfasst, und fixirt es so mit einigen Tüchern. Der Vorderarm

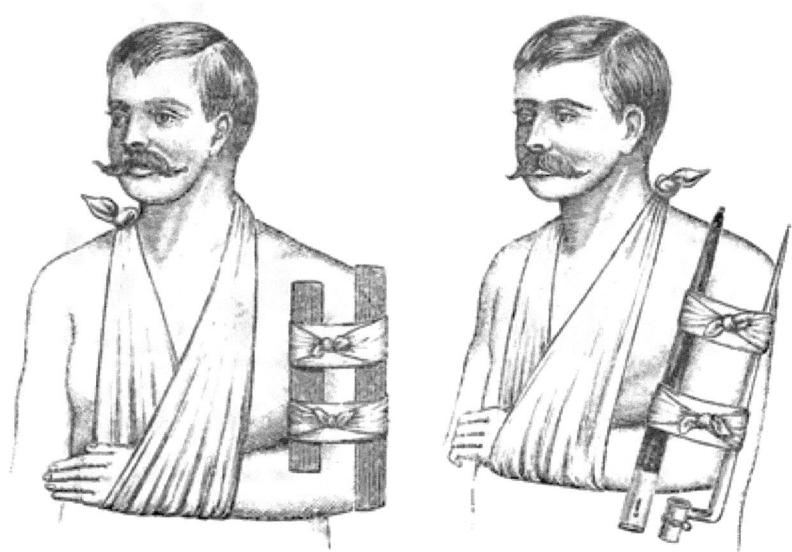

Fig. 50a.   Fig. 50b.

Nothverbände bei Fractur des Oberarmes,

a aus Dachschindeln.   b aus Bajonnett und dessen Scheide.

muss jedesmal bei einer Fractur des Oberarms in eine Mitella gelegt werden. Oft genügt zur Fixation bereits ein breites Verbandtuch, welches man mehrere Male um den Oberarm herumwickelt; hat man ein langes Tuch oder eine längere Binde zur Hand, so kann man damit den Oberarm an die Brust festbinden, womit man ebenfalls auch ohne Schienen eine genügende Ruhigstellung des Gliedes erreicht.

Bei einer Fractur des Vorderarmes (es gilt hier gleichviel ob nur ein oder beide Knochen gebrochen sind) legt man je eine Schiene auf die äussere und innere Fläche; die innere Schiene reicht bis zu den Spitzen der ausgestreckten Finger, die äussere bis zum Handgelenk; das Material hierzu ist gleichgiltig; man kann Schindeln ebensogut wie Bajonnettscheiden oder dergl. verwenden; rinnen- oder röhrenförmige Schienen aus Tornisterleder, Pappe, Blech sind hier, wenn keine starke Dislocation der Fragmente vorliegt, sehr zweckmässig; man achte darauf, dass

der Vorderarm in der Lage zwischen Pro- und Supination bleibt,
also dass der Daumen nach oben liegt: Fixirung der Schienen
wie gewöhnlich; Arm in Mitella. (Fig. 51.)

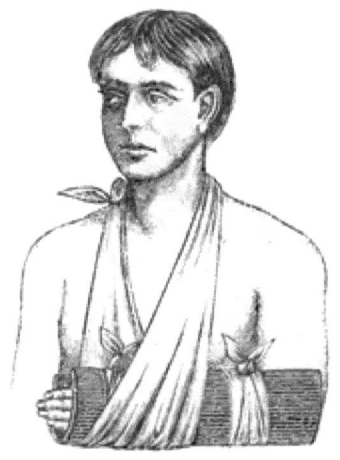 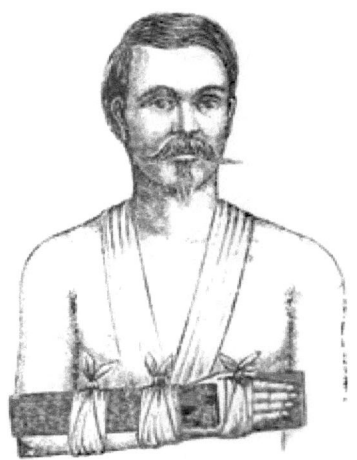

Fig. 51 a.   Fig. 51 b.
Noth-schienen für Fracturen des Vorderarmes, bestehend a aus Tornisterleder,
b aus Dachschindeln.

Bei Brüchen der Handknochen legt man die Hand mit ausgestreckten Fingern auf ein entsprechend breites Brettchen von
Holz, Blech, Pappe oder Leder; es muss von den Fingerspitzen

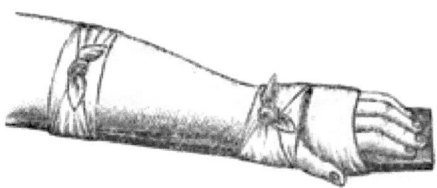

Fig. 52. Nothschiene für Fracturen der Handknochen.

wenigstens bis zur Mitte des
Vorderarmes reichen; nachdem man für eine gehörige
Polsterung unter Vola manus
gesorgt hat, so dass die Hand
hohl aufliegt, wird dieselbe
mit einem Tuche über den
Handrücken und mit einem
zweiten über dem Hand-
gelenk und einem dritten über
der Mitte des Vorderarmes an die Unterlage fixirt: Arm in Mitella.
Auf dieselbe Weise verfährt man bei Fracturen der Finger. (Fig. 52.)
        Bei Fracturen des Oberschenkels hat der Fuss die Neigung,
vermöge seiner Schwere nach aussen zu rotiren: um die Extremität in die rechte Lage zu bringen, umfasst ein Gehilfe mit
beiden Händen den Unterschenkel in der Höhe des Fussgelenks,
ein anderer zieht eine Binde oder einen Riemen über den
Damm und übt an diesem die Contraextension aus: die Extremität muss so gerichtet werden, dass die grosse Fusszehe
(der Fuss rechtwinkelig zur Axe des Unterschenkels gehalten)

die Mitte der Kniescheibe und der vordere Hüftbeinstachel eine
gerade Linie bilden. Hierauf legt man an die äussere und innere
Seite des Beines je eine Schiene: die erstere ragt vom Hüftbeinkamm, die andere vom Damme

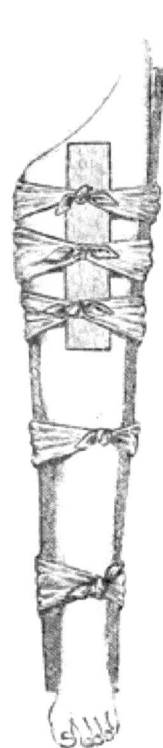

bis zur Ferse: eine kleinere
Schiene legt man auf die Vor-
derseite des Oberschenkels,
von der Leiste bis zum oberen
Rande der Kniescheibe reichend. Die Schienen werden
nun durch eine Anzahl Tücher
festgebunden: den Oberschenkel müssen wenigstens deren
drei, den Unterschenkel wenigstens zwei umfassen: von den
letzteren ist das eine unter
der Kniescheibe, das andere
über dem Fussgelenk zu knüp-
fen. Als Material für diese
Schienen kann man sich vieler
Gegenstände bedienen: am
einfachsten wären Holzlatten
von entsprechender Länge
(Fig. 53): sehr zweckmässig
wäre eine Hohlschiene aus
Blech (deren Herstellung aus
einer Dachrinne wir weiter
oben bereits beschrieben
haben). Als äussere Schiene
kann man z. B. ein Gewehr
benützen, welches mit dem
Kolben an der Hüfte, mit dem
Laufe längs des Beines be-

Fig. 53. Nothverband
einer Oberschenkel-
fractur, bestehend aus
drei Holzschienen.

festigt wird: als innere Schiene
könnte eine Säbelscheide dienen, als vordere eine Bajo-

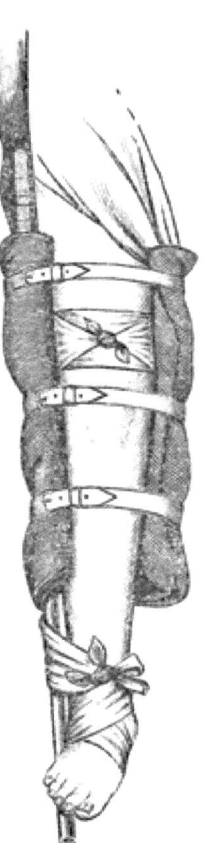

Fig. 54. Nothverband
einer Oberschenkelfrac-
tur, bestehend aus dem
gerollten Mantel und
einem Gewehr als äussere
Schiene. (Kaputverband.)

nettscheide. Zweckmässiger ist hier aber der
Nothverband mittelst eines Mantels (Kaputverband): man rollt denselben von beiden
Seiten nach der Mitte zu so zusammen, dass eine Hohlrinne entsteht, in welche das kranke Glied zu liegen kommt: in die äussere
Rolle wickelt man ein Gewehr mit ein, so zwar, dass der Kolben
an die Hüfte und der Lauf an das Bein rührt: das Ganze wird
nun durch einige Riemen oder Tücher befestigt. (Fig. 54). Dieser
Verband ist zu gleicher Zeit Schiene und Polster, und fixirt
sehr gut. In Ermangelung eines jeden Schienenmaterials kann

man die Fixation dadurch bewirken, dass man das gebrochene
Bein an das gesunde festbindet; hierbei muss aber der Raum
zwischen beiden Beinen sorgfältig ausgepolstert werden; dazu bedient man sich einiger Kleidungsstücke, welche man entsprechend
zusammenfaltet und dazwischen legt; eventuell kann man hierzu
auch Moos, Heu, Stroh oder Werg benützen.

Die Nothverbände für die untere Extremität haben den Nachtheil, dass sich an ihnen kaum eine Vorrichtung anbringen lässt,
welche eine gehörige Fixirung des Fusses gestattet; man muss
daher stets eine Rotation des unteren Fragmentes nach aussen
befürchten; diesem Uebelstande kann man theilweise dadurch
begegnen, dass man die beiden seitlichen Schienen so lang nimmt,
dass sie die Ferse noch überragen; darauf bindet man das eine
Ende eines Tuches in der Gegend der Knöchel an die eine
Schiene fest, führt es nun um die Sohle herum, schlägt es über
dem Fussrücken wieder nach der Sohle, so dass sich das Tuch
hier kreuzt, und befestigt nun den anderen Zipfel desselben an
der anderen Schiene und zwar ebenfalls in der Höhe des Knöchels.
Man wird zweckmässig an der Kreuzungsstelle des Tuches über
der Sohle, die sich deckenden Formen durch eine Stecknadel aneinander heften. (Fig. 55.)

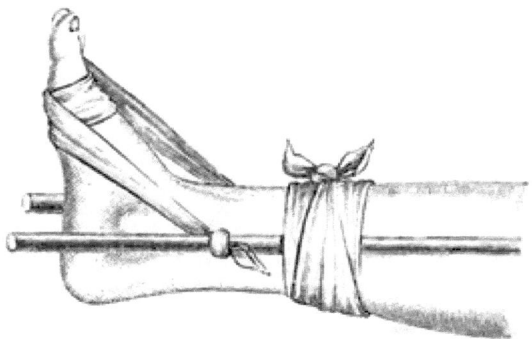

Fig. 55. Art der Befestigung des Fusses, um denselben in rechtwinkeliger Lage zu erhalten und seitliche Rotation zu vermeiden.

Bei Fracturen des Unterschenkels werden zwei Schienen,
eine an die äussere, eine an die innere Seite angelegt; die Reposition geschieht durch Zug und Gegenzug, wobei der eine Gehilfe
den rechtwinkelig gebengten Fuss an der Ferse und Fussrücken,
der andere am Knie umfasst; auch hier muss die Spitze der
grossen Zehe, die Kniescheibe und der vordere Hüftbeinstachel
eine gerade Linie bilden. Für die Nothverbände der Unterschenkel-
brüche eignen sich besonders die Strohbündel, welche als solche
entweder direct an beiden Seiten des Gliedes befestigt werden,

oder welche man in die beiden Ränder eines Tuches einrollt und
den Unterschenkel in die dadurch entstehende Rinne legt. (Fig. 45.)
Fixation durch Riemen oder durch Tücher; Feststellung des Fusses
wie oben. Es ist hierbei sehr zweckmässig, das kranke Bein an
das gesunde festzubinden. Auch für die Fracturen des Unterschenkels eignet sich ein Kaputverband sehr gut; man rollt den
Mantel von beiden Seiten zusammen, bis in der Mitte noch Raum
genug bleibt, um das kranke Glied darin aufzunehmen. (Fig. 56.)

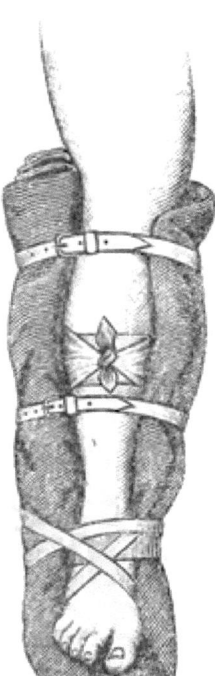

Ist nur das Wadenbein gebrochen, so genügt
oft nur eine breit angelegte Binde, ohne Mithilfe
von Schienen; sind dagegen beide Unterschenkel
gebrochen, so legt man einen Nothverband am
zweckmässigsten so an, dass man den Raum
zwischen beiden Beinen gut auspolstert und mit
dem Mantel, wie oben beschrieben, fixirt: hierauf legt man die so zusammengebundenen Unterschenkel auf einen untergeschobenen Tornister
und befestigt das Ganze hier noch einmal mit
einigen Riemen. (Fig. 57.)

Bei Brüchen der Fussknochen wird der
Stiefel der Länge nach aufgeschnitten; nach dem
gewöhnlichen Wundverbande fixirt man den Fuss
auf ein an der Sohle befestigtes Brettchen; in
diesem Falle wird es am einfachsten sein, aus

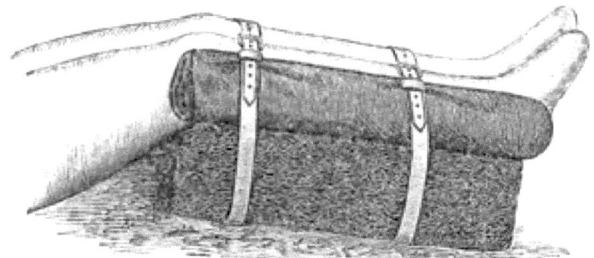

Fig. 56. Nothverband
einer Unterschenkel-
fractur, bestehend
aus einem zusammen-
gerollten Mantel.

Fig. 57. Nothverband bei Fracturen beider Unterschenkel,
bestehend aus einem zusammengerollten Mantel und einem
Tornister.

dem Stiefel die Sohle herauszutrennen, diese in ihrer ursprünglichen
Lage wieder dem Fusse anzulegen und mit einigen Binden oder
Tüchern zu befestigen. Diese Schiene hat den Vortheil, dass sie
sich der Form der Fusssohle genau anschmiegt und dass man
sie stets bei der Hand hat; sollte sie zu schwach und zu biegsam
sein, so kann man sie leicht durch ein Hölzchen verstärken.

Extemporirte Nothverbände für weitere Transporte.

Fracturen des Schädels, des Ober- und Unterkiefers bedürfen auch für weitere Transporte keiner anderen Verbände als der bereits erwähnten; ebenso kann man die bereits beschriebenen Nothverbände für die Brüche der Rippen, des Schlüsselbeins, der Hand- und Fussknochen auch längere Zeit liegen lassen. Anders verhält sich die Sache aber mit den Fracturen des Ober- und Unterarmes, des Ober- und Unterschenkels; hier wird man alle Vorsichtsmassregeln treffen müssen, um die Fragmente fest und sicher zu fixiren, um damit möglichst allen Uebelständen entgegen treten zu können, welche aus einem längeren Transport erwachsen möchten. Am besten erreicht man dies mit einem Gypsverbande, der übrigens bei den Oberarmfracturen auch für weitere Transporte eher entbehrlich ist, als für die Brüche des Vorderarmes und der Knochen der unteren Extremität. Ueber das Anlegen eines kunstgerechten Gypsverbandes wollen wir hier nicht reden; wenn man das Material zu einem regelrechten Verbande besitzt, so braucht man ihn nicht zu improvisiren; wir wollen hier nur einige Methoden angeben, wie man sich des Gypses zu Verbandzwecken bedienen kann, auch wenn man nicht alles zu einem kunstgerechten Gypsverband nöthige Material zur Verfügung hat.

Die Wunde wird auch hier jedesmal zuerst antiseptisch verschlossen und man thut gut, hierzu so viel Watte oder Jute zu verwenden, dass die Durchtränkung derselben voraussichtlich in nicht allzu kurzer Zeit erfolgt. Als Unterlage für den Gypsverband bedient man sich am besten der Watte; ist keine solche zu haben, so nimmt man hierzu gewöhnliche Binden, die man vor dem Anlegen womöglich in Oel (am besten in 5 bis 10°/₀ Carbolöl) eintaucht; kann man auch keine Binden auftreiben, so benützt man die Wäsche und Kleidungsstücke des Verwundeten: Der Rock- und Hemdärmel, die Unter- und Oberhose, welche vor Anlegung des Wundverbandes der Länge nach aufgeschnitten und zurückgeklappt wurden, werden dann nach dem Verschluss der Wunde wieder um die Extremität herumgeschlagen und überall glatt angezogen, so dass nirgends drückende Falten entstehen; letztere kann man auch dadurch vermeiden, dass man dem Kleidungsstück an entsprechenden Stellen Längsschnitte beibringt. Unter beständiger Extension und Contraextension wird nun über diese Bedeckung der eigentliche Gypsverband angelegt. Hat man vorbereitete Gypsbinden, so wird man natürlich diese verwenden; im anderen Falle zieht man gewöhnliche Binden durch einen vorher angerührten Gypsbrei und legt diese in Schlangentouren um das Glied, bis dessen ganze Länge, d. h. der gebrochene Theil mit Einschluss der Gelenke ober- und unterhalb der Fractur mit einer etwa 1—2 Ctm. dicken Gypsschichte bedeckt ist. Zur

Verstärkung des Verbandes kann man Holzschienen. Telegraphendraht, Tornisterleder und dergl. mit einbinden; dadurch wird der Verband weniger brüchig und deshalb zum Transport geeigneter.

In Ermangelung von Binden überhaupt. kann man nach Pirogoff's Vorschlage wollene oder leinene Kleidungsstücke mit Gypsbrei imprägniren und dem verletzten Gliede ringsum anschmiegen. Neudörfer giesst Gypsbrei zwischen zwei leinene oder baumwollene Stücke von entsprechender Grösse, und schlägt diese um das verletzte Glied herum (die sog. Gypscataplasmen). Hierzu kann man auch den Brodsack oder wenn nöthig mehrere solche verwenden; man füllt sie theilweise mit Gypsbrei an, legt sie in erforderlicher Anzahl um das verletzte Glied herum und lässt sie nun, nachdem man sie den Formen überall gut angeschmiegt hat, erstarren. Man kann sich auf diese Weise Gypskapseln herstellen. welche man auch später noch verwenden kann. Für die Umhüllung des Unterschenkels würden zwei solcher Säcke genügen; der eine umfasst die vordere. der andere die hintere Fläche; sie werden mit Tüchern oder Riemen befestigt; beim Wundverbande klappt man sie auf und legt sie später wieder in ihrer ursprünglichen Lage an. Für den Oberschenkel eignen sich diese Gypskapseln nicht. weil sie nicht zugleich das Hüft- und Kniegelenk fixiren können.

Man kann sich schliesslich auch Gypsschienen herstellen. indem man Bündel von Stroh. Flachs oder Hanf. im Nothfalle auch Binsen oder Schilf. in Gypsbrei taucht. diese in entsprechender Anzahl rings um die fracturirte Extremität legt und mit einer Binde oder mehreren Tüchern befestigt. Wo immer möglich wird man gut thun. die Wunde sammt ihrem Verbande mit einzugypsen; man gewährt ihr dadurch einen bedeutenden Schutz vor einer septischen Infection; ist es jedoch nöthig. dass die Wunde zugänglich bleibt. so schneidet man nach dem Erhärten ein Fenster in den Gypsverband. Bei ausgedehnten Verletzungen legt man entweder einen Gypsbügel- oder Gypslattenverband an, wie wir sie vorher beschrieben und in Fig. 39 abgebildet haben. Diese Verbände ermöglichen allerdings jederzeit den genauen Einblick in die Wunde. aber sie sind doch sehr zerbrechlich und deshalb für grössere Transporte nicht gut geeignet. Besser ist daher der Pirogoff'sche Gypsbrückenverband. wobei die Extremität nur bis zur Hälfte ihres Umfanges. aber in ihrer ganzen Länge von einem Gypscataplasma bedeckt ist, während der verwundete Theil freiliegt und von einer Holzlatte überragt wird; die Befestigung dieser Latte geschieht durch Gypsbinden; die Unterlage derselben ist Watte. Jute oder Werg in entsprechend dicken Lagen. (Fig. 58.)

Nach Anlegung des Gypsverbandes wird dieser durch Darüberstreichen von Gypsbrei entsprechend verstärkt; diesen stellt man her. indem man gleiche Theile Gyps und Wasser mit einander mischt; zur schnelleren Erhärtung kann man dem Brei ein wenig Alaun zufügen.

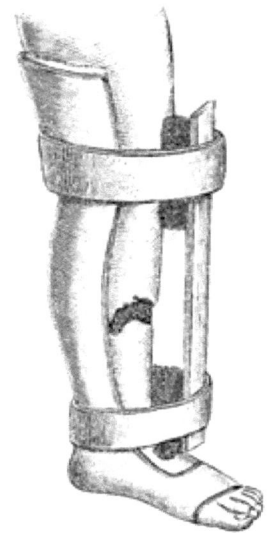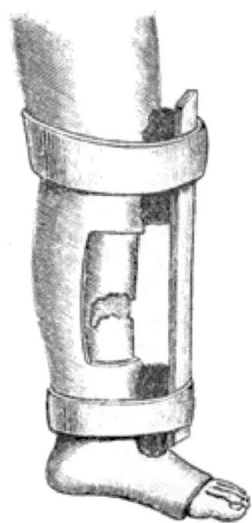

Fig. 58 a.　　　　　　　　　　Fig. 58 b.
a Gypsbrückenverband, b gefensterter Gypsverband durch eine Holzlatte verstärkt.

Gyps ist im Kriege in vielen Fällen zu beschaffen, die Anlegung dieser Verbände ist im Allgemeinen nicht schwierig und ein besseres Fixationsmittel als der Gypsverband gibt es nicht: er schmiegt sich den Formen überall an und behält auch nach dem Erhärten sein ursprüngliches Volumen bei; das anfänglich grosse Gewicht verliert sich allmälig durch Verdunstung des nicht chemisch gebundenen Wassers. Er hat den Uebelstand, dass zu seiner Anlegung viel Zeit erforderlich ist, dass er die Hände des Chirurgen beschmutzt und seine Kräfte ermüdet. Für das Lazareth ist der Gypsverband in den meisten Fällen entbehrlich; für den Transport ist er durch nichts Besseres zu ersetzen.

Bei der Ankunft im Lazareth nach einem längeren Transporte wird es oft nöthig werden, den Gypsverband zu entfernen, da er sich gewöhnlich mit den Wundsecreten imprägnirt haben wird. Beim Abnehmen muss man sorgfältig zu Werke gehen, um das verletzte Glied nicht zu erschüttern; durch Benetzung mit einer concentrirten Kochsalzlösung wird übrigens der Gyps so mürbe, dass man ihn mit einem gewöhnlichen Taschenmesser leicht durchschneiden kann: dadurch wird man die Gypssägen und Scheeren entbehren können, welche man im Kriege doch nicht immer bei der Hand hat.

Bei Fracturen des Vorderarmes wird ein Gypsverband nur dann nöthig, wenn beide Knochen gebrochen sind; bei dem Bruche nur eines Knochens reicht man mit einem einfachen Schienenverbande auch für einen weiteren Transport aus. Dem Vorderarm ertheilt man eine Stellung zwischen Pro- und Supination (mit nach oben gerichtetem Daumen); der Ellenbogen wird rechtwinkelig gebengt und der Verband in der Weise angelegt, dass er bis zur Mitte des Oberarmes und bis zu den ersten Fingergliedern reicht. Vor der Erhärtung des Gypsverbandes wird man gut thun, denselben mit zwei schmalen Brettchen an der Volar- und Dorsalseite etwas abzuflachen und ihn damit etwas fester anliegend zu machen; zugleich kann man damit auch der Neigung der Bruchenden, nach innen, d. h. gegen die Mitte der Extremität abzuweichen, etwas begegnen. Der eingegypste Vorderarm wird in eine Mitella gelegt. Sollte es nöthig erscheinen, die Wunde zugänglich zu lassen, so schneidet man nach dem Erhärten an der entsprechenden Stelle ein Fenster ein; diese Stelle bezeichnet man, bevor man den Verband anlegt, durch einen auf die Wunde gelegten dicken Wattebausch, oder durch die Hälfte einer ausgehöhlten Kartoffel; diese Stelle wird dann prominent sein und den Ort der Wunde genau bezeichnen.

Bei Schussfracturen des Oberschenkels ist nur der Gypsverband für den Transport ausreichend; alle anderen Verbände fixiren nicht sicher genug; besser ist es immerhin, wenn man eine so schwere Verletzung, wie eine Schussfractur des Femur, überhaupt nicht transportirt. Zur Anlegung des Gypsverbandes bei einem Oberschenkelbruch muss der Patient auf eine Beckenstütze gelagert werden, welche es möglich macht, auch das Becken bis zum Hüftbeinkamm hinauf mit einzugypsen.

Eine solche Beckenstütze improvisirt man sich am besten dadurch, dass man einen Tornister nimmt, und darauf einen umgestülpten Feldkessel stellt (Fig. 59); das Gesäss kommt auf den Kessel zu liegen, während unter den Rücken in der Höhe der Schulterblätter zwei auf einander gelegte Tornister geschoben werden; auf diese Weise liegt der Patient mit dem Rücken und Becken hohl und ermöglicht die Anlegung des Beckengürtels (Fig. 60).

Der Gypsverband muss die ganze Extremität von den Zehenwurzeln bis zum Hüftbeinkamm umfassen; bei Fracturen im unteren Drittel des Oberschenkels genügt der Verband der kranken Extremität allein; befindet sich die Fractur im oberen Drittel, so muss auch der Oberschenkel der gesunden Seite mit eingegypst werden (Gypshose). Wenn immer möglich, wird man die Polsterung mit Watte vornehmen; ist solche aber nicht zu haben, so muss man den Gypsverband über die Kleider anlegen; diese werden sorgfältig, mit möglichster Vermeidung jeder Falte, glatt um das

Bein herumgeklappt und nun werden hierüber die Gypsbinden
in der ganzen Länge des Beines bis zum Becken aufgerollt: zur
Anlegung des Beckengürtels verfährt man wie gewöhnlich: die

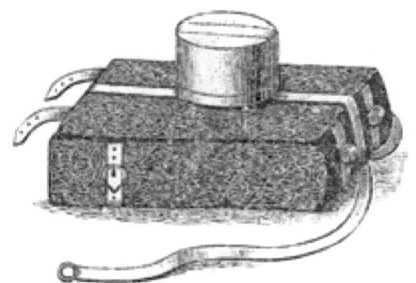

Fig. 59. Improvisirte Beckenstütze. (Tornister
mit ordonnanzmässig aufgeschnalltem Feldkessel.)

Binden werden einfach um das Becken herumgewickelt, wobei
man wiederholt Achtertouren um den Schenkel macht, deren
Kreuzungspunkte sich über der Schenkelbeuge und über dem

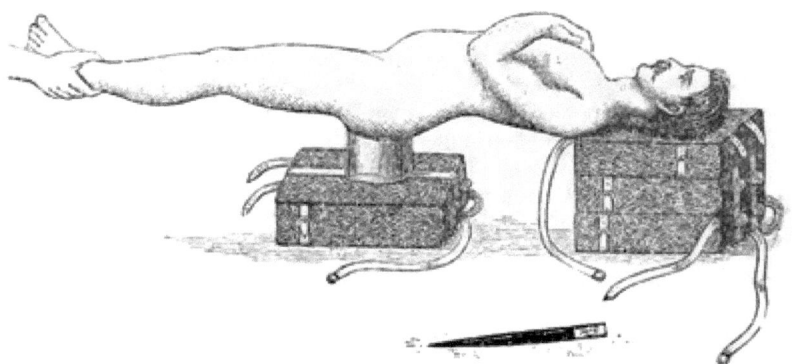

Fig. 60. Der Patient auf der improvisirten Beckenstütze.

Trochanter befinden. Es wird immer gut sein, wenn man den
Gypsverband des Oberschenkels durch Schienen verstärkt; man
kann dazu Bretter, Schusterspahn, Telegraphendraht und dergl.
verwenden: eine äussere Schiene reicht vom Hüftbeinkamm, eine
innere vom Damme bis zur Ferse: diese Schienen legt man entweder direct auf die Polsterung und erst darüber die Gypsbinden,
oder man kann sie auch zwischen diese einwickeln: bei der ersten
Methode wird der Verband stärker, allein sie setzt eine sehr gute
Polsterung voraus, wozu aber leider oft das nöthige Material fehlt.

In Ermangelung der Gypsbinden kann man auch die Gyps-cataplasmen oder Gypsschienen verwenden: sie sind indessen für so grosse Verbände weniger vortheilhaft, weil zu brüchig. Extension und Contraextension wie gewöhnlich, eventuell mit Hilfe von Schlingen um das Fussgelenk und über den Damm: die Stellung der Extremität muss so sein, dass die grosse Fusszehe, bei rechtwinkeliger Stellung des Fusses, die Mitte der Kniescheibe und der vordere Hüftbeinstachel eine gerade Linie bilden.

Bei leichteren Fracturen des Oberschenkels reicht bisweilen schon eine Hohlschiene von Blech (Dachrinne) (s. Fig. 31) aus. Nicht complicirte Brüche, sowie solche ohne oder mit nur unbedeutender Splitterung, können in Schienenverbänden, eventuell im Caput-verband, transportirt werden: für schwerere Verletzungen bleibt aber immer der Gypsverband der geeignetste und beste Transportverband.

Fracturen des Unterschenkels werden in vielen Fällen auch ohne Gypsverband transportirt werden können; es gilt dies besonders dort, wo nur das Wadenbein gebrochen ist. Am geeignetsten sind hier Hohlschienen aus Blech, an denen man auf bereits beschriebene Weise ein Fussbrett anbringt: letzteres wird bei Fracturen im oberen Drittel oder bei alleinigen Brüchen der Fibula entbehrlich: es genügen hier die bereits beschriebenen Strohschienen vollständig, ebenso wie der Caput-verband. Hat der Fuss bei einer Fractur des Wadenbeins starke Neigung, sich nach aussen zu drehen (was besonders bei Brüchen im unteren Drittel der Fall ist), so thut man am besten, nur eine Schiene an der inneren Seite des Unterschenkels anzu-bringen und diese nur bis zur Höhe des Malleolus zu polstern: indem man nun den Fuss an die Schiene befestigt, wird der-selbe nach innen gebeugt und somit die Dislocation aufgehoben (Fig. 61).

Sieht man sich zu einem Gypsverband genöthigt, so verfährt man wie gewöhnlich: der Fuss wird dabei in rechtwinkeliger Stellung bis zu den Zehenwurzeln mit eingegypst: nach oben reicht der Verband bis zur Mitte des Oberschenkels. Bei bedeutenderen Verletzungen legt man einen Gypsbrückenverband an, wie derselbe in Fig. 58 dargestellt ist.

Die Gelenkschussfracturen erfordern dieselben Verbände wie die Schussfracturen überhaupt: sorgfältigste antiseptische Occlusion der Wunde und möglichste Immobilisirung des Gelenks. Zum Transporte der Hüft-, Knie- und Ellenbogenschussfracturen wird der Gypsverband kaum zu entbehren sein. Die Stellungen, in welchen die fracturirten Gelenke zum Transport verbunden werden müssen, sind folgende.

Schultergelenk: Oberarm dem Thorax anliegend, Ellenbogen rechtwinkelig gebeugt (Verband durch 2 Mitellen).

Ellenbogengelenk: Rechtwinkelig gebeugt. Vorderarm zwischen Pro- und Supination den Daumen nach oben gerichtet. (Gypsverband oder Hohlschiene aus Blech, Pappe oder Tornisterleder: Mitella.)

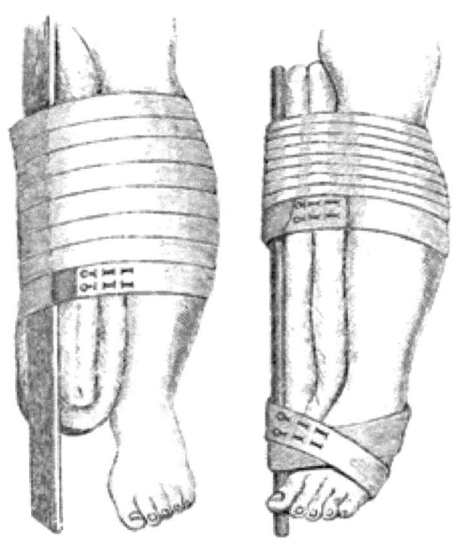

Fig. 61. Verband für Fracturen des unteren Theiles des Wadenbeines.

Handgelenk: In halber Dorsalflexion (Schiene an der Volarseite mit starker Polsterung unter der Hohlhand: Mitella).

Hüftgelenk: Die untere Extremität ausgestreckt, etwas abducirt (Gypsverband mit Beckengürtel oder Gypshose bis unter das Fussgelenk herabreichend).

Kniegelenk: Leichte Flexion (Gypsverband bis über die Mitte des Oberschenkels und bis unter das Fussgelenk).

Fussgelenk: Rechtwinkelig zur Axe des Unterschenkels (Gypsverband oder Hohlschiene mit festem Fussbrett, oder Dorsalschiene nach Fig. 42).

Diese Stellungen der gebrochenen Gelenke müssen sowohl bei den Noth- als auch bei den Transportverbänden eingehalten werden: es sind dieses diejenigen Stellungen, welche dem Verwundeten am wenigsten Schmerzen bereiten und welche bei einer allfälligen späteren Ankylose dem Gelenke die möglichste Brauchbarkeit gestatten. Die Lazarethbehandlung der Gelenkfracturen erfordert meist complicirtere Apparate, theilweise haben wir diese bereits besprochen: die nöthig werdenden Extensionsapparate werden wir im nächsten Abschnitt genauer betrachten.

Apparate und Verbände zur Lazarethbehandlung der Fracturen.

Die Verbände, welche bei der Lazarethbehandlung, zur Verwendung kommen, haben gewöhnlich nicht den Zweck einer strengen Immobilisirung der Bruchenden: hier kann der Patient durch ruhiges Verhalten selbst sehr viel zur Ruhigstellung der Fragmente beitragen. Bei stark eiternden Wunden muss dafür gesorgt werden, dass die Secrete freien Abfluss haben: man erreicht dieses durch entsprechende Lagerung der Extremität und durch Unterstellen von Gefässen (Eiterbecken), welche aber den Kranken in keiner Weise belästigen dürfen. Es gilt dies besonders für die offen behandelten Wunden: bei der antiseptischen Behandlung saugt der Verband die Secrete auf.

Gewöhnliche, nicht complicirte Fracturen bedürfen während der Lazarethbehandlung nur einfacher immobilisirender Verbände: in einzelnen Fällen, besonders bei Schiefbrüchen und starken Splitterungen, wird es zuweilen nöthig, Extensionsapparate zu Hilfe zu nehmen, um eine Deviation der Fragmente zu vermeiden.

Bei den complicirten Fracturen sind feste Verbände während der Lazarethbehandlung in vielen Fällen ganz zu entbehren: sie haben eben den Nachtheil, dass sie die Zugänglichkeit der Wunde bedeutend beeinträchtigen: dabei ist die Dislocation der Fragmente, in Folge der ausgedehnten Splitterungen und Substanzverluste oft so bedeutend, dass ein einfacher Verband allein nicht ausreichen würde, die verletzte Extremität während der ganzen, oft sehr langen Heilungsdauer in der nöthigen Stellung zu erhalten: hier wird man oft zu Extensionsapparaten und dgl. seine Zuflucht nehmen müssen. Wir werden auch hier, wie in den vorhergehenden Abschnitten, die Behandlung der Fracturen jedes in Betracht, kommenden Knochens besprechen und hierbei die zweckmässigen und nöthigen Apparate und Verbände angeben und zugleich nach wie vor der Improvisirung derselben unsere besondere Aufmerksamkeit zuwenden.

Bei Fracturen des Unterkiefers (diejenigen des Schädels und Oberkiefers bedürfen keiner besonderen Verbände) kann man die Feststellung der Fragmente, wie wir bereits erwähnten, durch eine Schleuderbinde wenigstens theilweise herstellen: in manchen Fällen kann man die Immobilisirung dadurch sicherer erreichen, dass man ein etwa handbreites Stück Pappe, welches von einem Kieferwinkel über das Kinn verlaufend zum anderen reicht, in laues Wasser einlegt und dieses so erweichte Material dem Unterkiefer in dessen ganzer Ausdehnung anschmiegt: nach dem Trocknen (die Pappe muss bis dahin durch eine Schleuderbinde festgehalten werden) behält diese Schiene die ihr so verliehene Form: sie stellt gleichsam eine Hohlschiene dar, in welche der Unterkiefer genau hineinpasst: sie wird während der ganzen Heilungsdauer durch eine Schleuderbinde befestigt.

Wenn die benachbarten Zähne nicht, oder nur unbedeutend luxirt
sein sollten, so empfiehlt es sich, diese durch eine starke seidene
Schnur oder durch einen dünnen Draht zusammen zu kuppeln; man
führt den Faden um den Hals der betreffenden Zähne herum
und während der Unterkiefer durch einen Gehilfen in seiner normalen Lage erhalten wird, schnürt man den Faden, beziehungs-
weise den Draht zu einem festen Knoten. (Fig. 62.) Lose Zähne

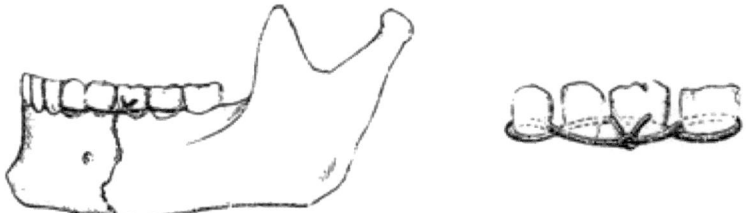

Fig. 62. Methode der Zusammenkoppelung der Zähne bei Fractur des Unterkiefers.

werden, wenn irgend möglich, wieder reponirt; sie heilen sehr
oft wieder ein; während der Heilung ist dafür zu sorgen, dass
der Patient häufig den Mund ausspüle, wozu man am besten
schwache Lösungen von Carbol- oder Salicylsäure oder hyper-
mangansaurem Kali benützt.

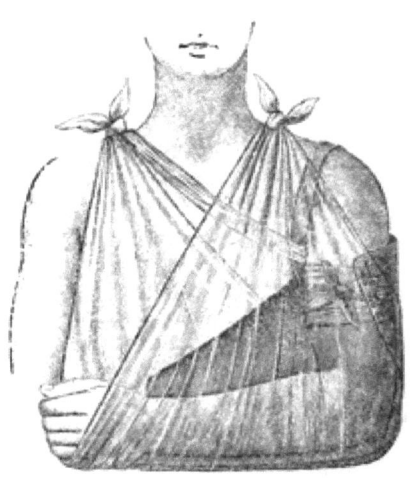

Fig. 63. Stromeyer'sches Kissen.

Bei Fracturen der Cla-
vicula kann das Stromeyer-
sche Kissen gute Dienste
leisten; man kann es sich
leicht selbst herstellen, indem
man sich einige Tücher oder
Compressen zu einem Sack
— wie Fig. 63 zeigt —
zusammennäht und dann mit
Werg, Heu oder Watte aus-
füttert. Das Kissen muss so
gross sein, dass es von der
Achselhöhle bis zum Ellenbogen und von da bis zur
Hand reicht; es wird so angelegt, dass der eine Winkel
in die Achselhöhle zu liegen
kommt, der flectirte Vorderarm kommt wagrecht auf den
untern Rand des Kissens; die Fixation geschieht durch ein über
den Oberarm an die Brust geschlagenes Tuch und durch eine
Mitella. Im Nothfalle kann man anstatt des Kissens einen Bindenkopf von entsprechender Grösse, zusammengelegte Compressen

oder dergl. in die Achselhöhle legen und die Fixation in der
eben beschriebenen Weise anbringen. Um den Arm an die Brust
zu befestigen und zugleich im Schultergelenk zu heben, kann
man anstatt der zwei Tücher nur eines von entsprechender Grösse
verwenden: man legt, nachdem man die Achselhöhle mit einem
Kissen oder mit einem Bindenkopf ausgepolstert hat, den Vorderarm rechtwinkelig gebengt an die Brust und bindet denselben in
der Weise fest, dass man ein viereckiges Tuch von etwa 140 bis
150 Ctm. Seitenlänge in der Höhe der Mitte des Oberarmes so um
den Thorax bindet, dass ersterer dadurch fest der Brust angedrückt
wird; die beiden Zipfel dieser Seite des Tuches werden auf dem
Rücken zu einem Knoten geschnürt (Fig. 64): hierauf zieht man
den schürzenartig herunterhängen-
den Theil des Tuches unter dem
wagrecht der Brust anliegenden
Vorderarme, zwischen diesem und
ersterer hindurch, so dass das Tuch

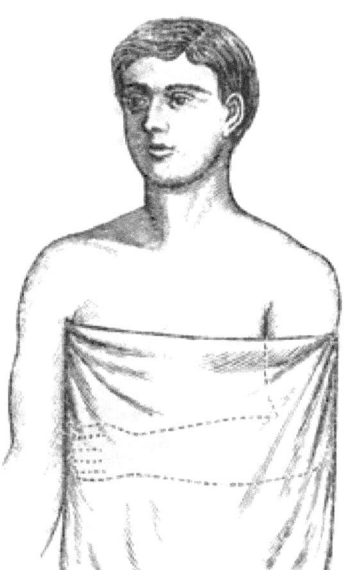

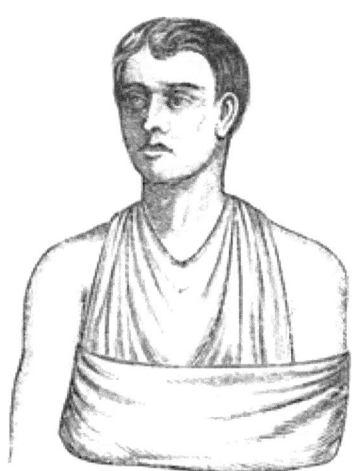

Fig. 64a.
Anlegung des viereckigen Tuches bei Fractur des Claviculu,
a Fixirung des Oberarmes an die Brust.

Fig. 64b.
b mit Suspension des Vorderarmes.

nun auf der Brust selbst liegt, führt je einen Zipfel an der entsprechenden Seite nach hinten, zieht gehörig an, bis der Vorderarm überall unterstützt und der Oberarm etwas gehoben ist und
knüpft die Zipfel im Nacken zu einem Knoten. (Fig. 65.) Dadurch
kommt der Vorderarm in eine Rinne zu liegen, welche den Dienst
einer Mitella versieht, während der Oberarm an die Brust fixirt
und zugleich gehoben wird. Bei Abweichung eines Fragmentes

nach oben, kann man versuchen dasselbe mittelst Polsterung her-
niederzudrücken: bei grosser Tendenz der Fragmente sich über
einander zu verschieben, wird es gut sein, beide Schultern einander nach hinten zu nähern und mittelst eines Achterverbandes.
event. mit einem gepolsterten Riemen oder Tuch in dieser Stellung
festzuhalten.

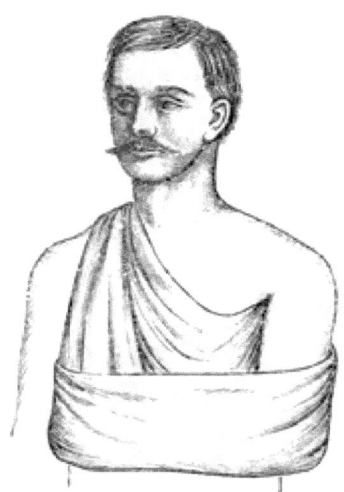
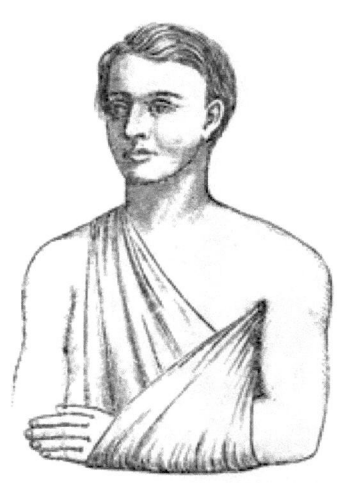

Fig. 65. Dasselbe mit Freilassung der
kranken Schulter.

Fig 66. Mitella, mit Freilassung der
kranken Schulter.

Ist eine Verschiebung der Fragmente nicht vorhanden oder
ist sie nur unbedeutend, so genügt zuweilen eine einfache Mitella:
sollte aber eine solche wegen der die Fractur complicirenden
Wunde oder weil der Kranke zu viel Schmerz dabei empfindet,
nicht in der gewöhnlichen Weise anzulegen sein, so befestigt
man sie so, dass das Gewicht des Armes nur von der gesunden
Schulter getragen wird: man schiebt dann den vorderen Theil
der Mitella unter der Achsel hindurch und knüpft auf der gesunden Seite. (Fig. 66.)

Wenn der Patient das Bett hüten muss, so bedarf es gar
keines Verbandes: man legt dann den Kranken nur auf ein flaches
Lager und die Fragmente der Clavicula nehmen dabei ihre natürliche Lage an und behalten diese auch bei.

Sind die Fracturen des Oberarmes ohne bedeutende äussere
Verletzungen und ohne Neigung der Fragmente zur Dislocation,
so genügt oft schon eine Fixation des Armes an die Brust und
Unterstützung des Vorderarmes durch eine Mitella. Bei Kranken,
welche herumgehen können, reicht oft ein einfacher Verband,

bestehend aus einem Stück Pappe oder aus Schindeln, schon aus: sehr zweckmässig sind hier rechtwinkelige Schienen aus Blech, welche dem Arm mit rechtwinkelig gebeugtem Ellenbogen genau anliegt: diese Blechschiene kann man an den Rändern etwas nach aufwärts biegen, so dass sie eine flache Rinne darstellt: in vielen Fällen ist es zweckmässig, aus dem Winkel der Schiene ein Loch herauszuschneiden (Fig. 67), um einen Druck auf den Condylus internus zu vermeiden. Man wird diese Schiene, je nach dem Sitz der Ver-letzung auch verschieden anlegen können, entweder auf die äussere oder auf die innere Seite des Armes; manch-mal kann es zweckmässig sein, zwei solcher Schienen anzuwenden, welche die kranke Extremität zwischen sich fassen. Die Fixation geschieht nach vorheriger guter Polsterung durch einige Tücher, Binden oder Heft-pflasterstreifen. Der Vorderarm kommt

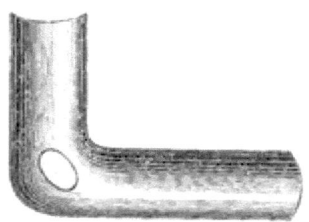

Fig. 67. Rechtwinkelige Arm-schiene. (Flache Blechrinne.)

natürlich immer in die Mitella, welche aber nur das Gewicht des Armes und der Hand zu tragen hat, die Schulter aber nicht nach oben drängen darf.

Bei Neigung der Fragmente zur Dislocation kann man bei Kranken, welche das Bett nicht hüten müssen, die Swinburne'sche Exten-sionsschiene mit Vortheil anwenden; die-selbe lässt sich leicht improvisiren. Man nimmt dazu ein etwa fingerdickes und handbreites Brett, welches die Länge des Oberarmes sowohl nach oben, als auch nach unten um etwa 10 Ctm. überragt: in diese Schiene schneidet man sowohl am oberen als auch am unteren Rande in der Mitte der Breite eine kleine Rinne aus, oder man bohrt dicht unter dem oberen und über dem unteren Rande je ein Loch durch das Brett (Fig. 68). Diese Schiene legt man an die äussere Seite des Oberarmes, und nachdem man sie

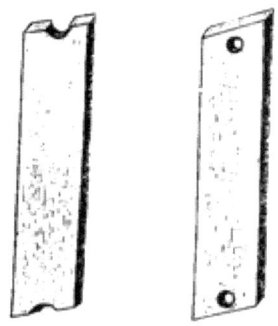

Fig. 68. Schiene für den Swinburne'schen Extensions-apparat.

durch eine Binde oder einige Tücher daselbst befestigt hat, zieht man das Ende einer Binde durch das obere Loch (resp. über die Rinne) hindurch, schlägt es in der Achselhöhle um den Arm herum und führt es durch das gleiche Loch wieder hinaus: hier-auf geht man an der äusseren Seite der Schiene nach unten, zieht den Bindenzipfel durch das untere Loch, schlägt ihn um die Ellenbeuge herum, führt ihn zum gleichen Loche wieder hinaus

und knüpft nun, nachdem man genügend stark angezogen hat,
um die Extension und die Reposition der Fragmente zu erreichen,
die beiden Enden der Binde an der äusseren Seite der Schiene
zu einer Schleife (Fig. 69).

Bei bettlägerigen Patienten
ist dieser sehr einfache und zweck-
mässige Apparat nicht gut anzuwenden; hier wird man besser
thun, sich eine Schiene aus dünnem
Holz von der Form der Fig. 70
zurechtzuschneiden; man kann sie
sich leichter herstellen, wenn man
zwei entsprechend lange Bretter
rechtwinkelig zu einander zusam-
mennagelt; der obere Rand ist
ausgehöhlt, um sich der Form der
Brust in der Achselhöhle gut an-
zupassen; an beiden oberen Ecken
befindet sich ein Loch, durch welches
eine Binde gezogen wird, welche
es möglich macht, die Schiene dadurch der Brust resp. der Achselhöhle anliegend zu erhalten, indem

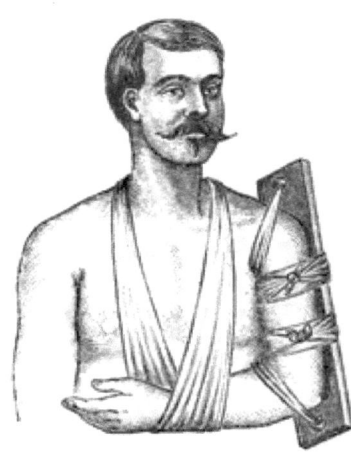

Fig. 69. Dieselbe in Function.

man diese Binde über Brust und Rücken des Patienten herumführt und am Halse der gesunden Seite knüpft; selbstverständlich
muss der obere, der Achselhöhle
anliegende Rand gut gepolstert sein
und darf nicht so fest angezogen
werden, dass es dem Kranken
irgendwie lästig wird.

Der Arm wird, im Ellenbogen
rechtwinkelig gebeugt auf die
Schiene gelegt und nur das obere
Fragment des Oberarmes wird mit

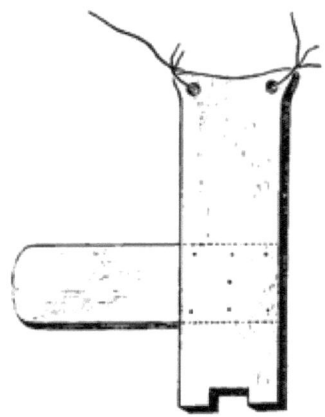

Fig 70a. Extensionsschiene für den
Oberarm.

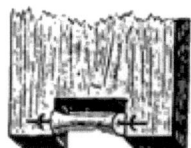

Fig. 70b. Methode der Befestigung der Rolle.

einer Binde oder einem Tuche darauf fixirt, das untere Fragment
bis zum Ellenbogen wird nicht an die Schiene gebunden, die

Hand und der Vorderarm dagegen bis etwa zur Mitte des letzteren (Fig. 71). An der inneren und äusseren Seite des Ober-

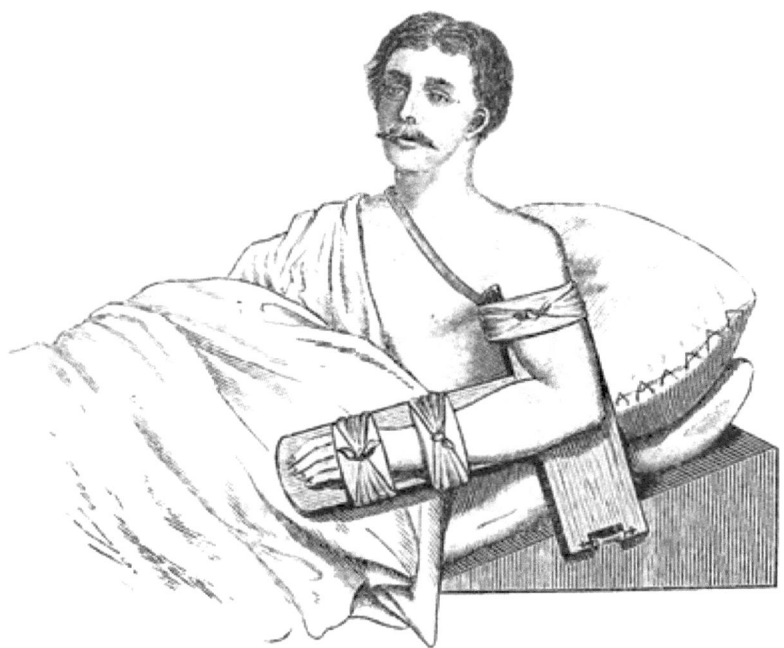

Fig. 71. Befestigung des Armes an der Schiene.

armes werden an dessen unteren Theile beinahe bis zur Fractur-stelle reichend etwa 2 Zoll breite Heftpflasterstreifen angebracht; diese ragen unter dem Ellenbogen hervor und werden hier auf ein schmales Brettchen in zur Axe des Oberarmes senkrechter Richtung angeheftet; an diesem Brettchen befestigt man die Schnur, welche über die Rolle im unteren Theile der Schiene laufend, das extendirende Gewicht trägt (Fig. 72).

Der Arm wird nun so gelagert, dass der unter dem Ellen-bogen befindliche Theil der Schiene über den Bettrand hinaus-ragt, so dass das Gewicht frei schwebt; man wird durch ent-sprechendes Unterlegen von Sand- oder Sprenkissen dafür sorgen, dass die Extremität mit der Schiene beständig in der gleichen Lage bleibt. Um den Patienten mit einer solchen Schiene das Aufstehen und Umhergehen zu ermöglichen, kann man das Gewicht durch einen elastischen Schlauch ersetzen, welcher von der Heftpflaster-Ansa nach dem unteren Rande der Schiene verläuft, und vor der Befestigung entsprechend angezogen wird.

Als Gewicht nimmt man einen Stein oder einen mit Sand gefüllten Sack von der Schwere von 5 bis 10 Pfund. Es wird immer von grossem Vortheil sein, wenn man die Schnur über eine

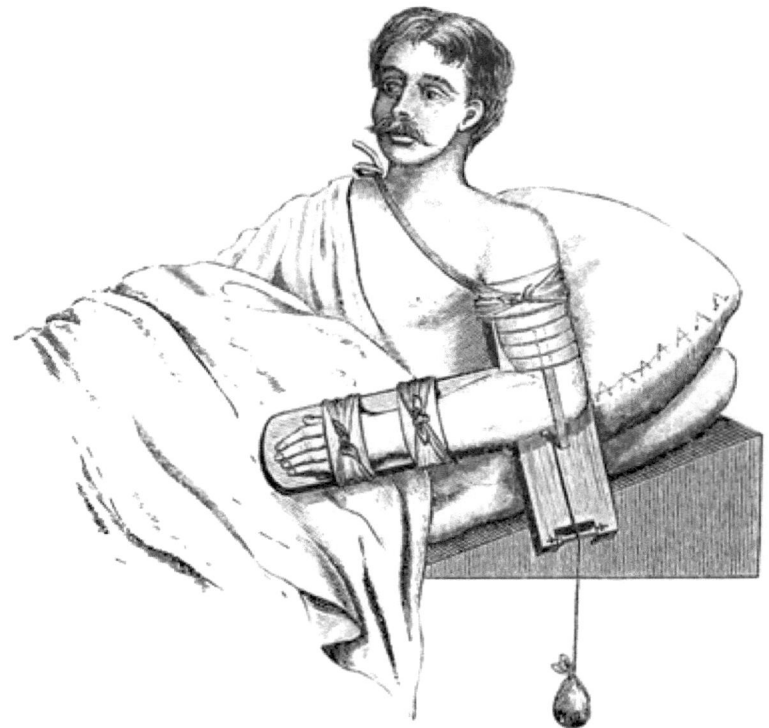

Fig. 72. Extensionsapparat in Thätigkeit.

Rolle leiten kann: hierzu benützt man am einfachsten eine leere Fadenspule welche man, wie es in Fig. 70 b abgebildet ist, mittelst eines starken Drahtes als Axe, die selbst durch zwei umgebogene Nägel festgehalten wird, am unteren Rande der Schiene anbringt.

Bei stark eiternden Verletzungen, und bei solchen, welche eine offene Behandlung erfordern, wird es oft nöthig, die Extremität zu suspendiren: man erreicht dies durch eine Schiene, welche man sich aus starkem Draht (Telegraphendraht) nach der Form der Fig. 73 herstellen kann. Von der einen Seite des Rahmens zieht man zur anderen Bindenstreifen in der Weise, wie wir es bei dem Suspensionsapparat für Ellenbogenresectionen beschrieben haben (Fig. 35); der Arm wird ausgestreckt darauf gelagert, die Extension erreicht man dadurch, dass man den Aufhängepunkt der Schiene vor ihrem vorderen Ende anbringt.

Die Länge des Drahtrahmens ist diejenige von der Achselhöhle bis zu den Fingerspitzen; die Breite muss auf beiden Seiten

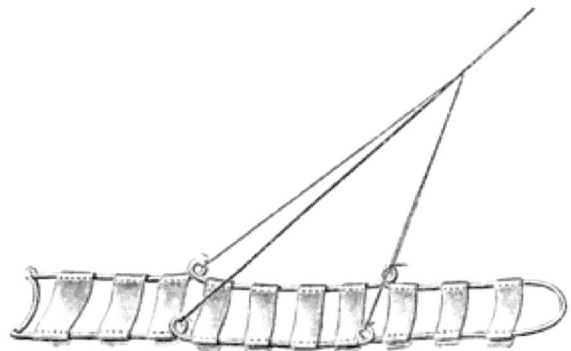

Fig. 73. Schiene zur Suspension und Extension für die obere
Extremität, bestehend aus Telegraphendraht und Bindenstreifen.

den Arm um etwa 2 Zoll überragen; an der Stelle der Verletzung
liegt der Arm nicht auf Bindenstreifen, sondern hohl, um dadurch
den Zugang zur Wunde von allen Seiten zu ermöglichen.

Bei Fracturen des Vorderarmes genügen meistens einfache
Schienenverbände, zu denen man Dachschindeln, Pappe oder dergl.
benützen kann. Die Hand muss dabei in Supination stehen, so
dass der Patient in seine Hohlhand blicken kann; bei unbedeutender Dislocation der Fragmente ist eine Stellung zwischen Pro-
und Supination einzuhalten. Extension und Contraextension geschieht
an der Hand und am unteren Theile des Oberarmes (Fig. 43).
Die Dorsalschiene überragt meistens die Hand und die Finger,
die Volarschiene reicht nur bis zum Handgelenke. Bei Brüchen im
unteren Ende des Radius, mit starker Dislocation der Fragmente,
wobei das untere dorsalwärts, das obere volarwärts absteht,
empfiehlt sich eine einfache Dorsalschiene, welche bis zur Fractur-
stelle dem Arme fest anliegt; die Hand wird flectirt und der
Raum zwischen ihr und der Schiene gut ausgepolstert; die
Polsterung drückt das untere Fracturende zurück (Fig. 74).

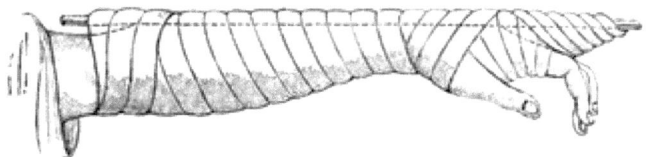

Fig. 74. Dorsalschiene für Fracturen des Vorderarmes.

Ein sehr einfacher und zweckmässiger Apparat, welcher für
fast alle Fracturen des Vorderarmes ausreicht, ist Dumreicher'sche

Flügelschiene. Man schneidet sich aus Pappe diese Schiene nach Fig. 75 a zurecht und nachdem man den Vorderarm bis zum Ellenbogen und den Fingergelenken mit einer Volar- und Dorsalschiene (ebenfalls von Pappe) bedeckt hat, legt man die Flügel-

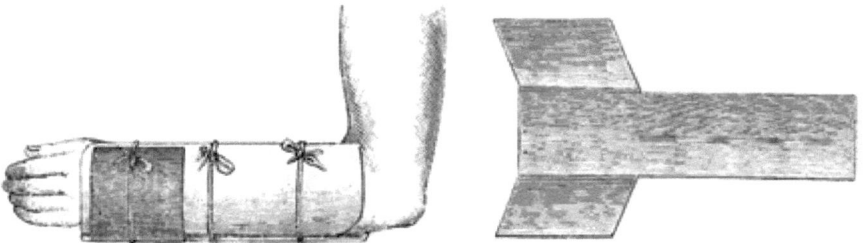

Fig. 75 a.
Fig. 75 b.
Dumreicher'sche Flügelschiene.

schiene über das Ganze, so dass die beiden Flügel das untere Ende des Vorderarmes decken und befestigt den ganzen Apparat mit drei Bändchen oder einigen Tüchern (Fig. 75 b). Befindet sich die Fractur in der Nähe des Ellenbogens, so wird auch der Oberarm durch zwei seitliche Schienen zu fixiren sein.

Zur verticalen Suspension bedient man sich der Volkmann-schen Schiene (Fig. 58). Zur wagrechten Suspension kann die bei den Oberarmfracturen benützte Schiene dienen.

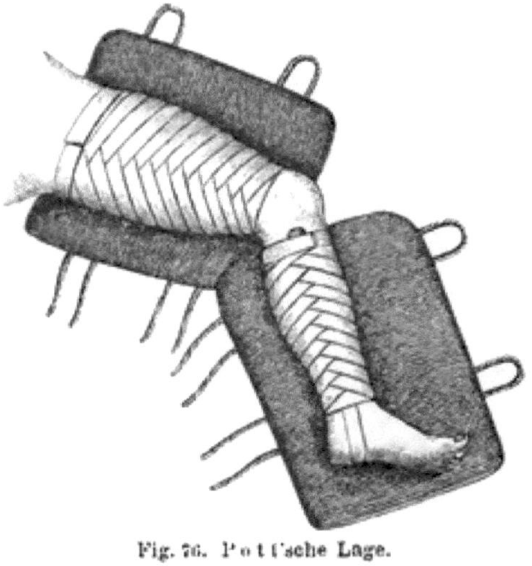

Kommt eine Oberschenkelfractur im Gypsverband in das Lazareth, so wird man natürlich, so lange keine besonderen Symptome von Seite des Patienten die Entfernung erfordern und so lange der Verband selbst noch brauchbar ist, die Behandlung in demselben fortsetzen: die übrigen Nothverbände sind zu entfernen. So lange die Lazarethverhältnisse noch nicht geordnet sind und das nöthigste Material fehlt, kann man solche Ver-

Fig. 76. Pott'sche Lage.

wundete sehr zweckmässig in der Pott'schen Lage, ohne alle fixirenden Verbände und Apparate, behandeln. Der Patient liegt dabei auf der äusseren Seite des verletzten Beines, welches im Hüft- und Kniegelenke rechtwinkelig gebeugt ist (Fig. 76).

Dadurch werden die Muskeln erschlafft und die Fragmente leidlich festgestellt. Diese Lagerung wird auf längere Dauer vom Patienten, der sich dabei natürlich ganz ruhig verhalten muss, nicht ertragen; sie ist daher nur ein Nothbehelf, welcher in Ermangelung allen Materials, vor der Hand verwerthet werden kann und welcher schon durch den Umstand, überall und ohne jede Vorbereitung angewendet werden zu können, unbedingt berücksichtigt werden muss. Die Pott'sche Lage ist ferner bei solchen Verletzungen anzuordnen, bei denen eine starke Schwellung der Weichtheile die Anlegung eines Verbandes oder Apparates einstweilen unmöglich macht.

Angenehmer für den Patienten ist die Lagerung auf der doppelten schiefen Ebene (Planum inclinatum duplex); der Kranke liegt dabei auf dem Rücken, während seine beiden Beine im Hüft- und Kniegelenk flectirt auf den Apparat gelegt werden. Dieser Apparat besteht aus zwei Brettchen, welche in der Mitte durch Charniere verbunden sind; während das obere Brett, auf welches die Oberschenkel zu liegen kommen, nicht verschiebbar ist (es ist ebenfalls durch Charniere an ein Unterlagebrett befestigt), kann man das untere beliebig vor- oder rückwärts stellen, indem man einen unteren Rand in die entsprechenden Zähne des Unterlagebrettes einstellt; hierdurch kann man die Neigung der beiden Ebenen beliebig verändern (Fig. 77).

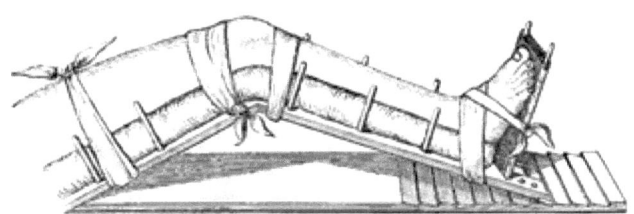

Fig. 77. Planum inclinatum duplex.

Diesen Apparat kann man sich, wenn man über Bretter und Charniere verfügt, leicht selbst herstellen; im Nothfall ersetzt man die Charniere, die jedenfalls öfters mangeln werden als die Bretter, durch breite Streifen Leder (aus einem Tornister entnommen), welche die beiden Bretter gelenkig verbinden (Fig. 78a); diese Verbindung kann auch durch eine Anzahl kurzer Riemen, welche von dem einen Brette zum andern ziehen und mit Nägeln befestigt werden, hergestellt werden (Fig. 78b). Anstatt der Zähne, welche das Unterlagebrett trägt, nagelt man in gewissen Entfernungen kleine Holzleisten ein (Fig. 78a), oder noch einfacher, man schlägt verschiedene Reihen von Nägeln so ein, dass

dieselben noch etwa 1 Ctm. weit mit den Köpfen hervorstehen
(Fig. 78 b).

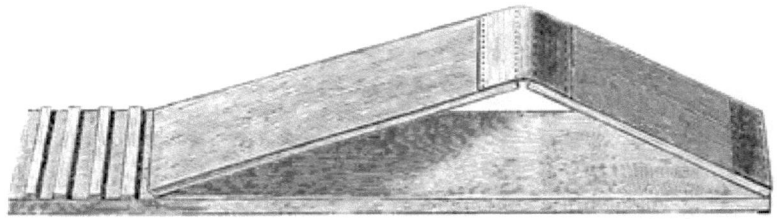

Fig. 78 a. Dasselbe; Ersatz der Charniere durch Leder, der Zähne durch aufgenagelte
Holzleisten.

Das Planum inclinatum dupl. kann noch auf andere Art
improvisirt werden: am einfachsten durch einen umgestürzten Stuhl

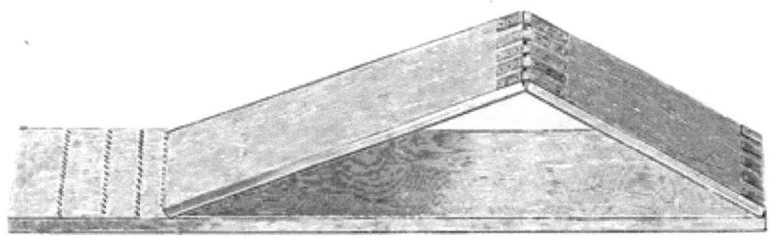

Fig. 78 b. Dasselbe; Ersatz der Charniere durch Lederriemen, der Zähne durch Reihen
halbeingeschlagener Nägel.

mit Lehne, durch auf einander geschichtete Mantelsäcke, durch
Tornister und dergl. mehr.

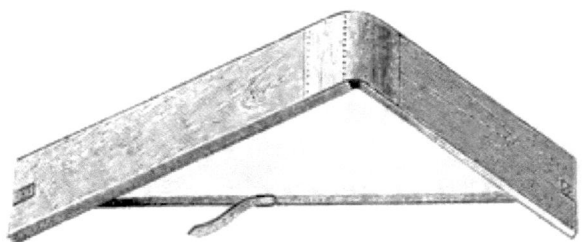

Fig. 78 c. Dasselbe; die Charniere durch ein breites Leder ersetzt;
anstatt des Unterlage-Brettes sind die beiden schiefen Ebenen
durch einen Riemen ersetzt, durch dessen kürzeres oder längeres
Anschnallen man den Winkel und die Neigung der beiden Ebenen
beliebig verändern kann.

Man kann sich das Planum incl. dupl. ferner aus einer Dachrinne herstellen: man macht sich aus einer solchen eine Hohlschiene

nach Fig. 31 mit Fussbrett und Winkel für das Knie. und lagert nun das Bein hinein: um das Ganze in dieser Stellung zu erhalten. muss man den Raum unter dem Kniewinkel ausfüllen: man nimmt hierzu Bettstücke. Mäntel. Tornister u. dergl.: oder aber man befestigt die Schiene mit einer starken Schnur an der Decke, indem man eine Schlinge um den Kniewinkel legt (Fig. 79).

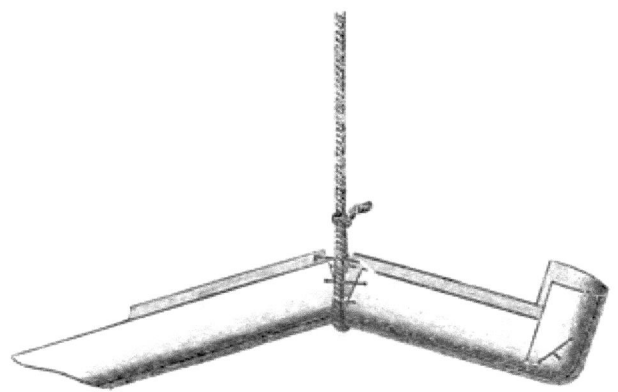

Fig. 79. Planum inclinatum duplex aus einer Dachrinne improvisirt und mittelst einer starken Schnur in aufrechter Stellung erhalten. (Vergl. auch Fig. 31.)

Dieser Apparat entspricht seinem Zwecke am besten. weil man dabei auch den Fuss stützen kann: bei Fracturen im oberen Drittel des Oberschenkels muss das gesunde Bein ebenfalls in eine solche Schiene gelegt werden: beide so geschienten Beine werden durch einige Riemen an einander gebunden und durch eine dicke. unter dem Kniewinkel durchgezogene Schnur. welche an der Decke befestigt wird, aufrecht erhalten.

Das Planum incl. dupl. ist für die Behandlung der Oberschenkelfracturen sehr werthvoll: in dieser Lagerung erschlaffen die Muskeln des Ober- und Unterschenkels. und durch die beiden schiefen Ebenen findet auch zugleich eine permanente Extension statt, indem der Unterschenkel. seiner Schwere folgend (eventuell auch bei fixirtem Fusse), das untere Fragment nach sich zieht, während das obere Fragment durch das Gewicht des Körpers in entgegengesetzter Richtung extendirt wird. Bei ruhiger Lage des Patienten werden die Fragmente vollkommen gut fixirt: man kann durch Ausschneiden von entsprechend grossen Stücken aus dem Holze des Apparates die Wunde so zugänglich machen. dass ein Verbandwechsel möglich wird, ohne die Extremität im Geringsten aus ihrer Lage zu bringen und in ihrer Ruhe zu stören. Es ist selbstverständlich, dass der Apparat gut gepolstert sein muss.

Das Planum incl. dupl. ist für die ganze Dauer der Heilung
nicht anwendbar: besonders ist bei Fracturen im oberen Drittel
Gefahr vorhanden, dass sich bei langer Dauer dieser Lagerung
Eitersenkungen nach dem Becken ausbilden, und die Patienten
an Pyämie sterben. Der Apparat ist daher als eine improvisirte
Lagerung zur Zeit der ersten Noth zu betrachten: später muss
er, besonders bei Dislocationen der Fragmente, durch Extensionsapparate ersetzt werden, welche die Extremität gestreckt halten,
eine Immobilisirung der Fragmente bewirken und dabei eine
genaue Einsicht in die Wundverhältnisse gestatten.

Einen Extensionsapparat stellt man sich am einfachsten so
her, dass man einen langen, etwa zwei Finger breiten Heftpflasterstreifen an beiden Seiten der Extremität so befestigt, dass die
Streifen etwas unterhalb der Fractur beginnen und die Fusssohle
in Gestalt einer Schlinge überragen: in diese letztere wird ein
hölzernes Brettchen eingefügt, an welches die Schnur mit dem
Gewichte befestigt wird (Fig. 80).

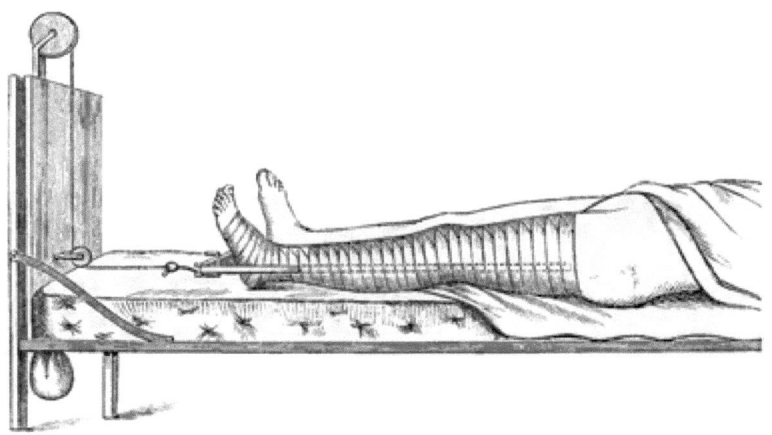

Fig. 80. Extensionsapparat.

Der Heftpflasterstreifen wird durch Cirkeltouren einer gewöhnlichen Binde oder durch kreisförmig verlaufende Heftpflasterstreifen festgehalten und an das Bein angedrückt. In Ermangelung
von Heftpflaster improvisirt man sich solches auf diese Art, dass
man gewöhnliche Binden mit gepulvertem Harz (Colophonium
oder dergl.) bestreut: durch die Körperwärme wird das Harz
erweicht und klebt die Binden an der Haut an. Im Nothfalle,
wenn man keine Heftpflaster und kein Harz hat, nimmt man ein
gewöhnliches Taschentuch und befestigt es, wie in Fig. 81 angegeben, um das Fussgelenk: bei a wird die Schnur an beide Zipfel

des Tuches, welche sich unter der Fusssohle treffen, befestigt: bei b nimmt man zwei Schnüre, und knüpft eine jede an der Seite des Ringes und vereinigt sie unter der Fusssohle zu einer. Liegt der Patient auf einer Bettstelle, so macht die Anbringung der Extension weiter keine Schwierigkeiten: hat man Rollen zur Verfügung, so bringt man diese so an, wie aus Fig. 80 ersichtlich, und führt die Schnur um diese Rollen herum, so dass das Gewicht vor der unteren Wand der Bettstelle frei hängt: anstatt der Rollen kann man im Nothfalle Lochschrauben verwenden, eventuell auch

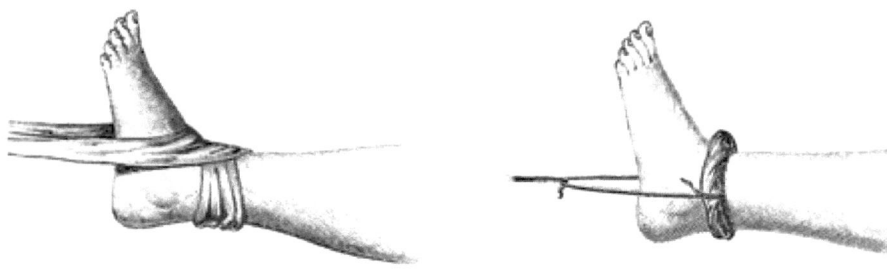

Fig 81 a.   Fig. 81 b.

Methoden zur Befestigung der Extensionsschnur.

a mittelst eines auf dem Fussrücken   b mittelst eines zusammengedrehten
gekreuzten Tuches,   Taschentuches.

halb eingeschlagene und dann nach rückwärts gebogene Nägel, welche auf diese Weise den Dienst der Lochschraube versehen: schliesslich kann man auch durch die untere Wand der Bettstelle ein Loch bohren und dort die Schnur hindurchziehen, diese sehr primitiven Einrichtungen absorbiren aber durch die Reibung einen grossen Theil der Kraft des Gewichtes: letzteres wird also, wenn die Schnur nicht über Rollen läuft, zu vergrössern sein: man wird auch gut thun, in die Schnur das Stück eines Gummischlauches einzuschalten, damit bei Bewegungen des Kranken kein ruckweises Anziehen des Gewichtes erfolgt.

Die Contraextension bewirkt man am einfachsten durch das Körpergewicht bei Erhöhung des Fussendes des Bettes: man legt dazu einige Ziegelsteine oder Holzklötze unter. Man kann den Gegenzug auch durch einen um den Damm geschlungenen und gut gepolsterten Riemen anbringen: doch wird diese Vorrichtung dem Kranken bald lästig.

Bei Patienten, welche auf dem Boden liegen, ist eine Extension schon schwieriger anzubringen; man kann sich hier so helfen, dass man ein etwa 2 Fuss hohes Brett am Fussende des Lagers senkrecht befestigt und nun über diese auf die gleiche Weise wie über die Bettlehne, die Schnur mit dem Gewichte

herüberleitet (Fig. 82). Contraextension in diesem Falle mittelst
des über den Damm und am Kopfende befestigten Riemens.

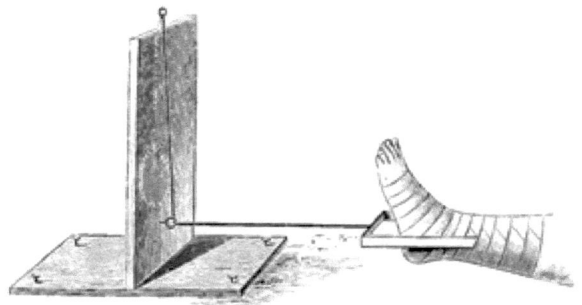

Fig. 82 a.

Für solche, auf dem Boden gelagerte Patienten kann man
sich folgendermassen einen zweckmässigeren Extensionsapparat
improvisiren: man nimmt hierzu einen Stuhl oder einen vier-

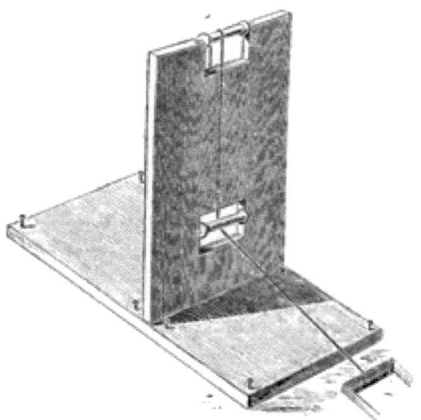

Fig. 82 b.

beinigen Schemel und bindet einen starken Eisendraht (z. B. ein
Stück eines Lad- oder Putzstockes), welcher als Axe für die Fadenspule dient, die hier den Dienst einer Rolle versehen muss, und
um welche die Schnur herumläuft, wagrecht an die beiden vorderen
Stuhlbeine an; dieser Draht wird in der Höhe der Längsaxe der
zu extendirenden Extremität angebracht; diesem parallel, dicht
unter dem Sitze des Stuhls befestigt man einen zweiten Eisendraht, der ebenfalls eine Fadenspule trägt, und in der Höhe dieses
letzteren bindet man einen dritten Draht mit Spule an die hinteren

Stuhlbeine fest, die Schnur läuft man hinter der ersten Spule vorbei, schlägt sich dann nach oben über die darüber liegende Spule herüber und geht von hier über die hintere Rolle; an diesem Ende hängt die extendirende Last (Fig. 82 c). Der Stuhl wird mit einigen Nägeln an den Fussboden befestigt.

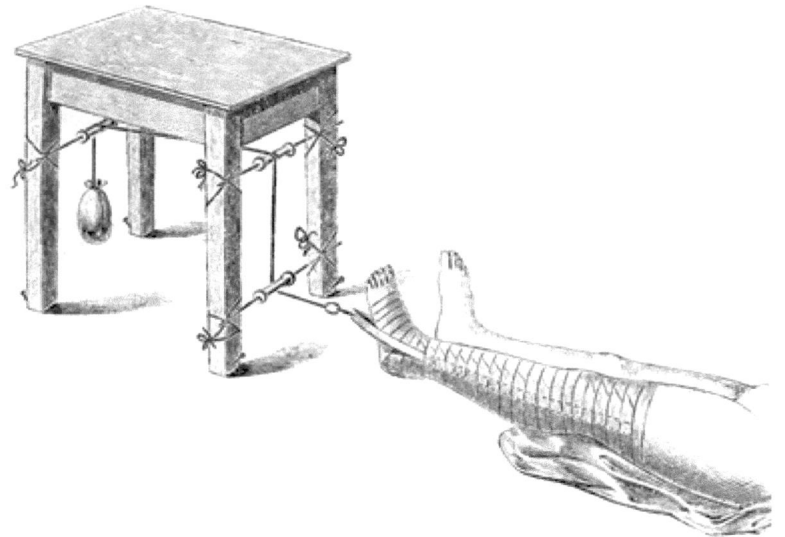

Fig. 82 c. Extensionsapparat für am Boden gelagerte Patienten.

Um seitlichen Bewegungen und Abweichungen der Bruchenden zu begegnen, kann man über der Fractur zwei kleinere seitliche Schienen aus Holz oder Pappe anbringen; in diesem Falle wird es zweckmässiger sein, das Bein in eine Blechrinne zu legen und durch entsprechende Polsterung der Fracturstelle einer Deviation der Fragmente zu begegnen; die Extension geschieht hierbei ebenfalls durch ein Gewicht in der angegebenen Weise; die Contraextension kann man hier durch das eigene Gewicht des Beines bewerkstelligen, durch einfache höhere Lagerung des unteren Endes der Schiene.

Eine andere, ebenfalls leicht zu extemporirende Extensionsmethode ist die von Volpi-Unger. Der Apparat, welcher in Fig. 83 abgebildet ist, besteht aus zwei Holzschienen von etwa drei Fingerbreiten; die äussere reicht vom Hüftbeinkamm bis etwa eine Handlänge über die Fusssohle hinaus; die innere reicht vom Damm aus ebensoweit; die beiden Schienen sind an ihrem unteren Ende durch ein Querholz verbunden, welches man am einfachsten mit einigen Nägeln befestigt. An der äusseren Schiene

befinden sich oben, dicht untereinander zwei Einschnitte zur
Aufnahme der betreffenden Riemen. Die Anlegung dieses Apparates

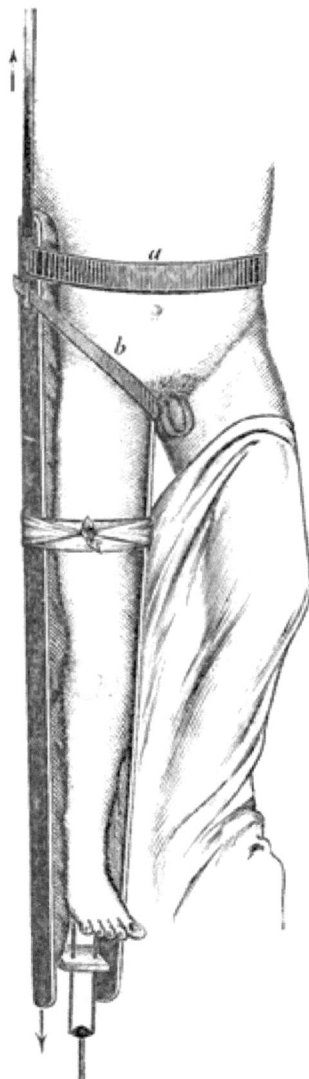

ersieht man am besten aus der Ab-
bildung: als Beckengürtel (Fig. 83 *a*)
nimmt man einen gewöhnlichen Leder-
gürtel (z. B. einen Säbelriemen), als
Schenkelband (Fig. 83 *b*) einen einfachen Riemen, welcher aber am
Damme gut gepolstert sein muss;
ebenso müssen die Schienen vor ihrer
Anlegung gut gepolstert werden. Das
untere Querholz ist durchbohrt und
lässt die Extensionsschnur durchtreten.
Zur Contraextension wird am oberen
Ende der äusseren Schiene noch ein
Riemen angebracht, welcher am Kopfende des Lagers irgendwie befestigt
wird. Als Gewicht benützt man ebenfalls einen mit Sand oder Steinen gefüllten Sack.

Dieser Apparat ist zweckmässig
und leicht zu extemporiren, nur hat
er den Uebelstand, dass er die Zugänglichkeit der Wunde erschwert; er ist
daher dort besonders zu verwerthen,
wo die äussere Verletzung nicht bedeutend ist und keinen häufigen Verbandwechsel erfordert; er ist sehr
zweckmässig bei nicht complicirten
Fracturen oder auch bei solchen complicirten, bei denen die äussere Wunde
bereits geschlossen, der Knochen aber
noch nicht consolidirt ist.

Ein anderer Apparat, welcher
neben einer bequemen Lagerung zugleich auch das Bein extendirt und
eine leichte Zugänglichkeit der Wunde
ermöglicht, wird auf folgende Weise
leicht hergestellt. Man nimmt drei
Bretter (ein Boden und zwei Seitenwände) von der Länge des Beines,
vom Damm bis etwa eine Handbreite

Fig. 83.   Extensionsapparat nach
Volpi-Unger aus zwei seitlichen
Schienen und Riemen zusammen-
gesetzt.

unter die Fusssohle und nagelt diese
so aneinander, dass die Seitenwände
senkrecht auf dem Boden stehen;
Form und Maasse der Bretter ersieht man aus Fig. 84; am unteren

Ende dieser Lade befestigt man ein Fussbrett, nun werden breite Bindenstreifen an den oberen Rändern der Seitenwände so an-

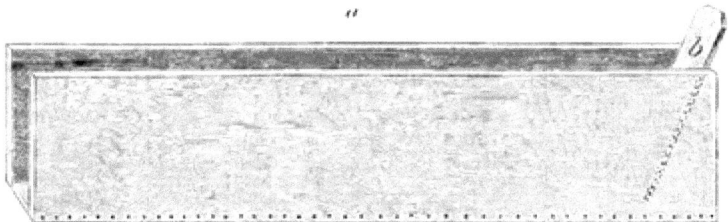

Fig. 84 a. *a* Beinlade für Oberschenkelfracturen, *b* Fussbrett.

gebracht, dass dieselben schlingenförmig in das Innere der Lade hineinhängen, ohne jedoch den Boden derselben zu berühren (Fig. 84 b, c): die Befestigung dieser Bin-

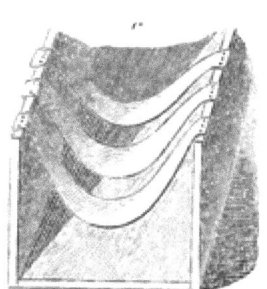

denstreifen geschieht durch Nägel; sie müssen im oberen Theile der Lade weiter herabhängen als im unteren, mit einem Worte, die Oberfläche sämmtlicher Binden- streifen muss die Form der hinteren Fläche des Beines haben, so dass dieses überall gleichmässig unterstützt wird. (Fig. 84.)

An der Stelle der Wunde werden nun aus beiden Seitenwänden entsprechend grosse Stücke herausgesägt; der hier be- findliche Theil des Beines hängt frei und ist von allen Seiten gut zugänglich (Fig. 84 c, e). Die Extension geschieht in der angegebenen Weise mittelst Heftpflaster-

Fig. 84 b. *c* Beinlade von oben gesehen, um die Methode der Befestigung der Bandstreifen zu zeigen.

streifen deren Ansa das Fussbrett gabelförmig umgibt, in welches man eventuell Lücken einschneiden kann um eine Reibung der

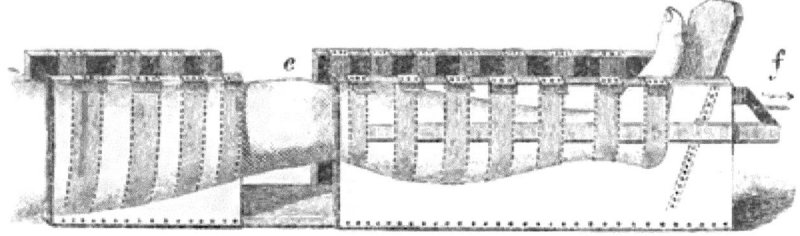

Fig. 84 c. *e* Beinlade mit ausgesägtem Stück, das Bein darin gelagert und *f* in Extension.

Heftpflasterschlinge am Holze zu vermeiden (Fig. 84 c, *f*). Contra- extension erreicht man durch Erhöhung des Fussendes der Lade.

Dieser Apparat eignet sich besonders für Fracturen im unteren
Drittel des Oberschenkels.

Um die Wunde noch zugänglicher zu machen, kann man
die Extension mit der Suspension vereinigen: man erreicht beides
am einfachsten durch einen dicken Eisendraht von entsprechender
Länge, dem man die Beugungen der vorderen Fläche des im
Hüft- und Kniegelenk leicht flectirten Beines beibringt. Dieser
Eisendraht wird durch Heftpflasterstreifen oder durch Binden
(eventuell durch Gypsbinden) in der Weise befestigt, dass er über
der Vorderfläche des Beines dahinzieht, ohne dasselbe jedoch zu
berühren. Die Suspension erreicht man durch Einknüpfen von
zwei starken Schnüren, welche an der Decke festgemacht werden,
die Extension erreicht man dadurch, dass man den Anhängepunkt
der Schnüre (welche zu einer einzigen zusammenlaufen) nicht
über deren Anknüpfungspunkt an dem Draht, sondern weiter nach
vorn, senkrecht über dem Fusse oder noch weiter nach vorn ver-
legt. (Fig. 85).

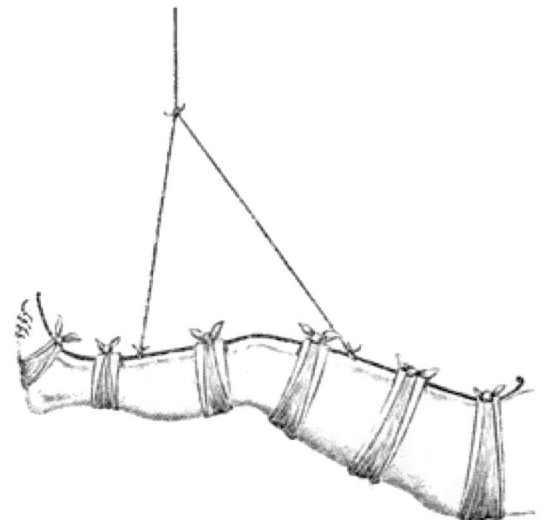

Fig. 85. Extension und Suspension des Oberschenkels mittelst
eines vorderen Eisendrahtes.

Die Extensionsapparate haben sich in den letzten Kriegen
sehr bewährt; abgesehen von ihrer leichten Herstellung gewähren
sie sowohl für den Arzt als auch für den Patienten alle Vortheile:
sie können allerdings nicht mit aller Sicherheit eine Difformität
oder eine Functionsstörung verhüten, dagegen ist hierbei die Ver-
kürzung des Beines weniger beträchtlich als nach der Behandlung

mit Gyps- oder Schienenverbänden, welche dagegen seltener eine
Difformität entstehen lassen.

Welchen Apparat man im concreten Falle wird anwenden
müssen, ob Schienen- oder Gypsverbände, ob Extension in Schienen
mit gestreckter Extremität, ob eine solche ohne Schienen bei
flectirtem oder extendirtem Beine, ob man dabei die Suspension
wird zu Hilfe nehmen müssen u. s. w. darüber wird in jedem
einzelnen Falle die Natur der Verletzung entscheiden müssen.
Die Stellung der Indication gehört nicht in das Bereich dieser
Arbeit; sie hat nur den Zweck die nothwendigen Apparate anzu-
denten und ihre einfache Herstellung aus gerade vorhandenen
Materialien zu beschreiben.

Die Unterschenkelfracturen kann man im Anfange, so lange
noch Noth und Mangel an Verbandmitteln ist, in Pott'scher
Lage ohne jeden anderen als den antiseptischen Wundverband
behandeln; man wird besonders dann hierzu genöthigt sein, wenn
eine starke Schwellung der Weichtheile das Anlegen eines fixirenden Verbandes noch nicht gestattet. Aus denselben Gründen wie
bereits oben angeführt, ist aber die Pott'sche Lage auf die Dauer
nicht gut anwendbar; man wird dann die Lagerung anders ein-
richten müssen. Bei der Anwendung der Heister'schen Beinlade, liegt der Unterschenkel (im Knie flectirt) wagrecht auf einer
erhöhten Ebene; eine solche Lade improvisirt man sich am einfachsten aus einer gewöhnlichen Bank ohne Lehne; durch ent-
sprechendes Absägen gibt man den Beinen die nöthige Höhe; in
manchen Fällen ist es wünschenswerth, wenn der Unterschenkel
nicht wagrecht sondern gegen den Fuss geneigt nach abwärts
liegt; man erreicht diese Lagerung dadurch, dass man die zwei
vorderen Beine der Bank kürzer macht als die hinteren; soll das
Bein so gelagert werden, dass der Fuss höher steht als das Knie,
so verkürzt man die hinteren Beine der Bank. (Fig. 86.)

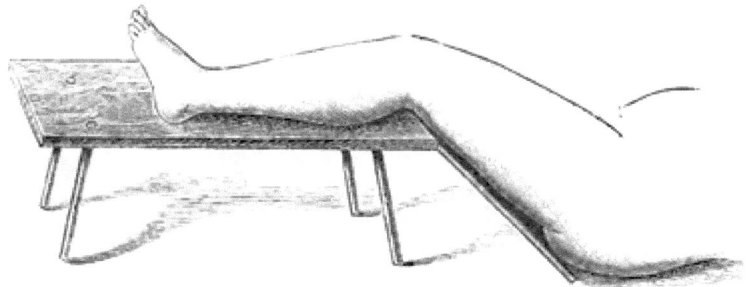

Fig. 86. Heister'sche Lade, aus einer Bank improvisirt.

Ist nur ein Knochen fracturirt und existirt keine Neigung
der Fragmente sich zu disloeiren, so reicht man, besonders wenn

7*

auch die Weichtheile nicht stark verletzt sind, mit einfachen
Schienen aus Holz oder Stroh oder mit Hohlschienen aus Blech
oder Pappe, in den meisten Fällen aus: dabei muss der Fuss in
rechtwinkeliger Stellung am Fussbrett befestigt sein: bei Brüchen
im unteren Theile der Fibula verfährt man so, wie wir es bereits
beschrieben haben. Die Schienen müssen, besonders bei Fracturen
im oberen Drittel, bis etwa zur Mitte des Oberschenkels reichen
um damit das Knie ebenfalls zu immobilisiren.

Wenn die Verhältnisse der Verletzung, also z. B. starke
Quetschungen und Zerreissungen der Weichtheile, einen fixirenden
Verband nicht zulassen, so wird der Unterschenkel in Suspension
gebracht: dazu benützt man am einfachsten einen viereckigen
Rahmen aus starkem Draht (Telegraphendraht), auf welchem von
einer Seite zur anderen Bindenstreifen mittelst Sicherheitsnadeln
festgesteckt sind (Fig. 87): der Unterschenkel wird darauf gelegt:

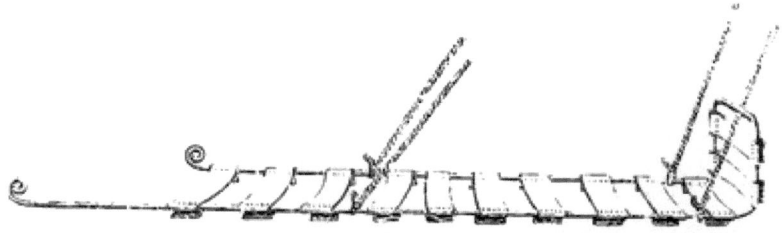

Fig. 87. Apparat zur Suspension (und Extension) für die untere Extremität, aus
Telegraphendraht und Bindenstreifen zusammengesetzt.

die Suspension geschieht durch einige Schnüre. Im Nothfalle thut
ein Brett von der Länge des Unterschenkels und von entsprechen-

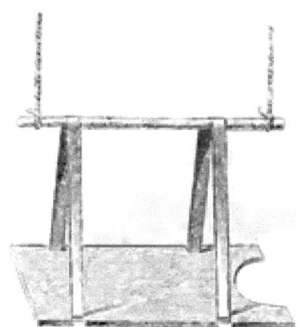

Fig. 88. Suspensionsapparat für den
Unterschenkel.

der Breite dieselben Dienste: am unteren Rande wird ein Fussbrett
angenagelt und am oberen eine Aushöhlung für die Kniekehle
eingeschnitten (Fig. 88), an beiden Seitenwänden schneidet man

je zwei Rinnen für die tragenden Riemen ein. Der Unterschenkel
wird im Kniegelenk flectirt auf diese vorher gut gepolsterte Schwebe
gelagert. (Fig. 89.)   Dieser Apparat ist eigentlich nichts anderes
als eine Modification der Sauter'schen Schwebe.

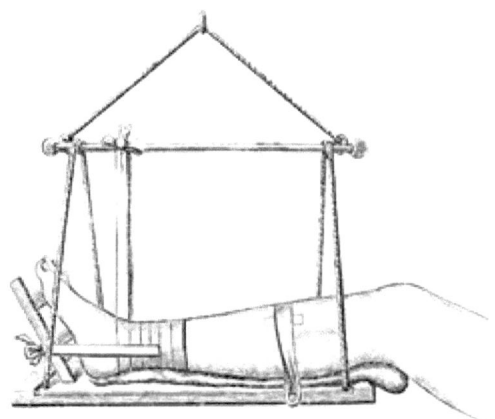

Fig. 89. Unterschenkel in Suspension.

Eine andere Schwebevorrichtung kann man sich aus einem
Stück starken Zeuges (Leinwand oder Wolle) herstellen: das
Stück überragt an Länge den Unterschenkel um etwa ein Handbreite: die Breite ist nicht viel geringer als die Länge: an beiden
Längsseiten macht man nun etwa zehn tiefe Einschnitte und
bindet an jeden dieser Lappen eine Schnur fest, oder man näht
besser eine kurze Bandschleife daran; nachdem man nun den
Unterschenkel auf die Mitte des Tuches gelegt hat, hängt man
die erwähnten Schleifen über eine Anzahl Nägel, welche man
vorher in einen hölzernen Stab eingeschlagen hat und suspendirt nun
mittelst zwei Schnüren, die man an beiden Enden des Stabes
befestigt. (Fig. 90.) In dieser Schwebe ist der Unterschenkel bequem gelagert: sie sichert wohl keine genaue Fixation der Fragmente, aber in vielen Fällen ist die Immobilisirung, besonders in
Verbindung mit dem Lister'schen Verbande und bei ruhigem
Verhalten des Patienten ausreichend: man kann die Fixation dadurch sicher machen, dass man im untern Theile des Tuches
einen kleinen Riss, durch welchen die Ferse hindurchragt, anbringt: man kann auch ein hölzernes Fussbrett zwischen die
beiden Seiten des Tuches einnageln. Wenn man die Wunde be-
sehen will, so löst man nur die entsprechenden Bandschleifen von
den Nägeln los: um die Wunde nöthigenfalls ganz freilegen zu
können, kann man diese Schwebe aus drei einzelnen Stücken Zeug

herstellen; beim Verbandwechsel kann man dann das die Wunde umfassende Stück ganz ausschalten und dadurch diese ganz freilegen.

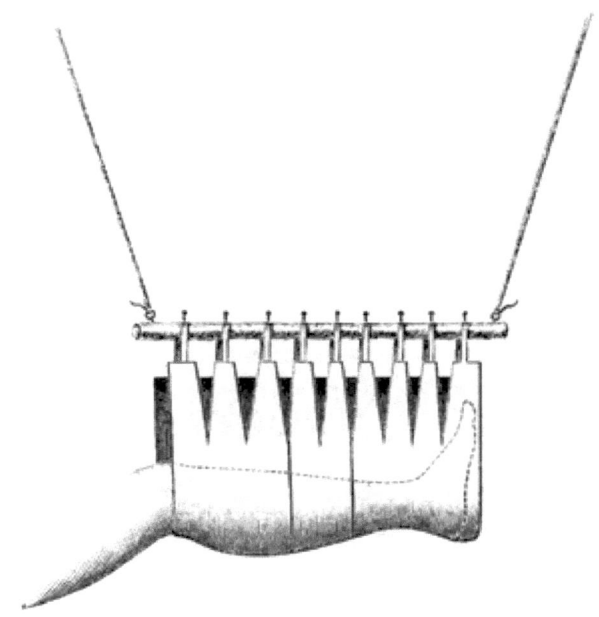

Fig. 90. Suspensionsapparat für den Unterschenkel; bestehend aus einem mehrfach eingeschnittenen Tuche, resp. aus drei oder mehreren schmalen Tüchern.

Eine andere sehr einfache und leicht zu improvisirende Suspensionsvorrichtung besteht darin, dass man einen gewöhnlichen Strumpf der Länge nach vorn aufschneidet und in beide Seiten des Schnittes je einen starken Holzstab oder einen Eisendraht einnäht; an der Sohle kann man zur besseren Unterstützung ein hölzernes Brettchen einnageln; an beiden Enden der seitlichen Stäbe werden die Schnüre zum Aufhängen befestigt; durch kleine Sperrhölzer, denen man an ihrem Ende die nöthigen Ausschnitte giebt, kann man die Seitentheile beliebig weit auseinander halten. Bevor man den Strumpf aufschneidet, trennt man dessen Fussspitze ab; diese kann man dann, wenn der Apparat fertig ist und das Bein darin suspendirt wird, über die Zehen stülpen, wodurch der Patient weniger daran frieren würde. (Fig. 91.)

Um den Unterschenkel zugleich in Suspension und Extension zu bringen, kann man am besten das sehr einfache und sinnreiche Verfahren von Menzel einschlagen: man benützt hierzu

drei dreieckige Tücher (oder auch breite Bindenstreifen) an denen
das Bein so suspendirt wird wie es in Fig. 92 abgebildet ist; die
Extension wird in der bekannten Weise mit Heftpflasterstreifen

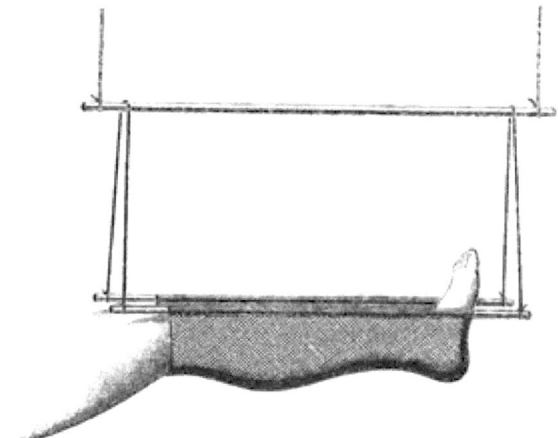

Fig. 91. Suspensionsapparat für den Unterschenkel, bestehend
aus einem der Länge nach aufgeschnittenen Strumpfe.

angebracht, an welchen die Schnur mit dem Gewicht befestigt
ist. Sollte trotz der Extension das untere Fragment nach oben
abstehen, so kann man es versuchen der Difformität dadurch zu

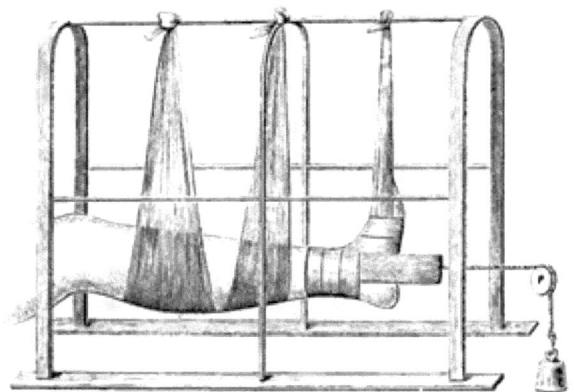

Fig. 92. Suspension und Extension des Unterschenkels (nach Menzel).

begegnen, dass man das Tuch, welches den oberen Theil des
unteren Fragmentes unterstützt, etwas loser bindet, wodurch dieser
Theil des Beines durch seine eigene Schwere etwas tiefer sinken

würde; reicht diese Modification indessen nicht aus, so kann man
das untere Fragment dadurch herabziehen, dass man um dasselbe
ein dreieckiges Tuch oder eine breite Bindenschleife legt, so dass
dessen beide Enden zu beiden Seiten des Beines herabhängen;
an diese bindet man ein frei schwebendes Gewicht an, dem man
die nöthige Schwere ertheilt, bis es seinen Zweck erreicht, nämlich das emporschnellende Fragment niederzuhalten und somit
beide Bruchenden in eine Ebene zu bringen. (Fig. 93.)

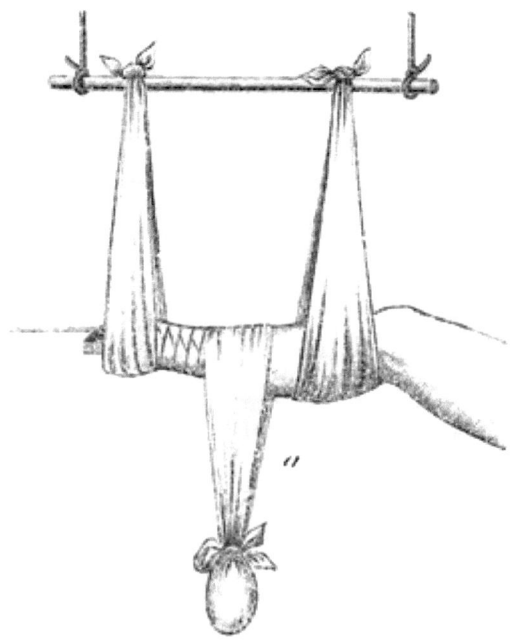

Fig. 93. Suspension und Extension des Unterschenkels; die
Deviation des unteren Fragmentes nach oben durch directe
Belastung (α) verhindert.

Auch bei den Fracturen des Unterschenkels gewähren die
Suspensionsvorrichtungen dem Patienten grosse Vortheile: sie gestatten ihm freiere Bewegungen des Körpers und erleichtern auch
dem Arzte die Behandlung; die Wunde wird dabei zugänglicher
und man kann sie verbinden ohne den Heilungsprocess des
Knochens durch Bewegung zu stören. Sie eignen sich indessen
nur für Fracturen in der Mitte oder im unteren Drittel; Brüche
im oberen Drittel des Unterschenkels, sowie Fracturen des oberen
Endes der Tibia sind für die Behandlung in den beschriebenen
Apparaten nicht geeignet. Bei diesen Brüchen muss das Bein in
gestreckter Lage erhalten werden, weil durch die Flexion des

Knies das obere Fragment durch das Ligamentum patellae in die Höhe gezogen wird. Hier muss man durch eine gestreckte Lagerung des Beines auf einer einfachen schiefen Ebene (mit erhöhtem Fusstheil) alle Streckmuskeln, besonders den Rectus femoris zu erschlaffen suchen. Sollte bei solchen Fracturen eine Suspension des Beines dennoch angezeigt sein, so suspendirt man mit gestrecktem Knie, indem man den Kranken so lagert, dass der Oberkörper und das Gesäss in einer Ebene liegen, welche etwa 1 Fuss höher liegt, als der Theil des Lagers, der sich unter den Beinen befindet. Nun bringt man an die vordere Fläche des Beines, von der Leiste bis zu den Fusszehen verlaufend einen starken Eisendraht mit Heftpflasterstreifen oder mit Binden oder Tüchern so an, dass derselbe das Bein nicht berührt; an der Stelle der Wunde gibt man dem Draht eine Biegung nach oben, so dass man den Verband unter ihm hinweggleitend, anlegen kann und suspendirt nun an einigen starken, an dem Eisendraht befestigten Schnüren. (Fig. 94.)

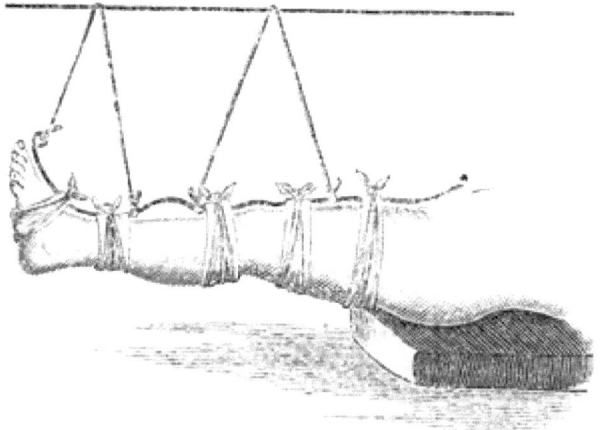

Fig. 94. Suspension des Unterschenkels mittelst eines Drahtes.

Bei Fracturen der Kniescheibe kann man im Allgemeinen die hiefür angegebenen, mehr oder weniger complicirten Apparate entbehren; man legt das Bein extendirt auf eine horizontale Unterlage und sucht die Fragmente der Patella einander durch Heftpflasterstreifen oder durch Binden zu nähern. Dabei ist es nothwendig, dass das Kniegelenk durch zwei seitliche oder eine hintere Schiene, welche von der Mitte des Oberschenkels bis unter die Mitte des Unterschenkels reicht, immobilisirt werde. Bei complicirten Fracturen der Patella, bei denen auch meistens das

Kniegelenk lädirt sein wird, verfährt man so, wie wir es bei den Gelenkschussfracturen näher beschrieben haben.

Rippenfracturen erfordern auch bei der Lazarethbehandlung keinen anderen Verband als den bereits früher erwähnten: man legt eine breite Binde, ein zusammengefaltetes Leintuch oder auch ein Handtuch von entsprechender Länge fest um den Thorax herum: diesen Brustgürtel fixirt man dann vorn und hinten an zwei über die Schultern herabhängenden Tragbändern, um damit ein Niedergleiten des Verbandes zu verhüten. (Fig. 95.)

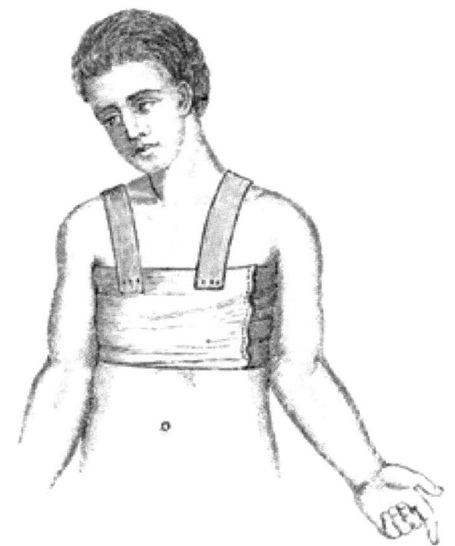

Fig. 95. Cingulum pectoris für Fracturen der Rippen.

Fracturen des Beckens erfordern nur eine horizontale, ruhige Rückenlage: bei zögernder Urinentleerung muss der Patient katheterisirt werden. Fixirende Verbände sind bei Brüchen des Beckens überflüssig.

VII. Die Wunden der einzelnen Körpertheile.

Die erste Behandlung einer Wunde besteht in der Stillung der Blutung, dem Verbande und in der zweckentsprechenden Lagerung; wir haben diese drei Indicationen bereits in speciellen Abschnitten besprochen und kommen deshalb nicht weiter darauf zurück. Dagegen stellen sich bei den Wunden der verschiedenen

Körpertheile noch andere gefahrdrohende Erscheinungen ein, welche die einfache, typische Wundbehandlung, welche wir in den drei Worten: Blutstillung, Verband und Lagerung zusammenfassen, wesentlich modificiren und oft eine ganz besondere und eigenartige Behandlung erfordern.

Bei Wunden des Schädels ist die Umgebung durch Abrasiren oder Abschneiden von allen Haaren zu entblössen; hierauf spült man die Wunde mit einer antiseptischen Flüssigkeit aus und verbindet nach den angegebenen Regeln. Liegt das Gehirn frei, so ist die Wunde mit feuchten Compressen zu bedecken und mit einer Kopfschleuder leicht, nicht drückend, zu verbinden. Dabei ist der Verletzte mit erhöhtem Kopfe zu lagern; die Behandlung einer Hirnerschütterung haben wir bereits besprochen. Steckengebliebene Projectile sind sobald wie möglich zu entfernen; dabei versuche man durch die frühzeitige Anwendung von Eis- oder kalten Ueberschlägen auf den Kopf einer Hirnhautentzündung vorzubeugen; ist eine solche aber bereits eingetreten, so fahre man mit den kalten Ueberschlägen fort und suche event. durch ein Abführmittel oder durch Klystiere, im Nothfalle durch einen Aderlass das Uebel zu bekämpfen.

Ebenso verfährt man bei Zeichen von Gehirndruck; hier besonders werden oft allgemeine und örtliche Blutentziehungen von Nutzen sein, besonders wenn der Patient einen guten und vollen Puls hat; auch Abführmittel sind oft von günstiger Wirkung, da dadurch die Resorption der im Innern des Schädels ergossenen Flüssigkeit befördert wird. Die weitere Behandlung der Schädelverletzungen und besonders die operativen Eingriffe, wie die Elevation der deprimirten Knochentheile, die Trepanation, ist sehr schwierig und gehört nicht in das Bereich der improvisirten Behandlungsmethoden; sie setzt eine wohlgeschulte Technik und ein complicirtes Instrumentarium voraus und kann man über dieses nicht verfügen, so wird jeder Versuch eines operativen Einschreitens dem Kranken eher schaden als nutzen. Zur Kugelextraction bedient man sich am besten einer amerikanischen Kugelzange; sie fasst das Projectil fest und sicher und vermeidet am besten das gefahrvolle Ausgleiten und die damit verbundene Erschütterung; im Nothfalle kann man eine Kornzange verwenden, mit der man die Kugel fest ergreifen muss; letztere muss durch einen steten Zug, nicht aber durch stossweises Rütteln extrahirt werden.

Zur Trepanation wird man im Nothfalle in Ermangelung eines Trepans einen scharfen Meissel verwenden können, der mit leichten, kurzen Schlägen eines hölzernen Hammers vorwärts getrieben wird; zur Extraction von Knochensplittern nimmt man die Kornzange, für kleinere und loser aufliegende Fragmente eine gewöhnliche Pincette.

Schussverletzungen des Auges erfordern eine strenge antiseptische Behandlung und wenn der Bulbus eröffnet und ein Theil seines Inhaltes ausgeflossen ist, eine baldige Enucleation: dadurch reducirt man die Gefahr einer sympathischen Erblindung des anderen Auges auf ein Minimum und erreicht damit eine reine Wunde, welche leichter zu behandeln ist. Zur Enucleation des Bulbus genügt eine krumme Scheere und eine Pincette. Auf dem Verbandplatze wird man sich darauf beschränken müssen die Umgebung des verletzten Auges mit einer antiseptischen Flüssigkeit gehörig abzuwaschen, alle zerquetschten und zerrissenen Gewebe und Ränder abzutragen, die Wunde selbst gründlich antiseptisch auszuspülen und einen Verband in der Weise anzulegen, dass man einen etwa apfelgrossen Watteballen oder Jute auf das geschlossene Auge legt und mit einem Tuche sanft andrückt. Sind kleine Fremdkörper in den Bulbus eingedrungen, dabei aber die Verletzung der äusseren Bedeckung und der Kapsel nur unbedeutend und der Inhalt nicht ausgeflossen, so empfiehlt sich ein einfacher Druckverband mit einem Wattebausche über die geschlossenen Lider und einem dreieckigen Tuche: dabei muss der Patient ruhige Rückenlage einhalten, es ist ihm eine leichte Nahrung zu verabreichen und durch salinische Mittel oder durch Klystiere für offenen Leib zu sorgen: die weitere Behandlung der Augenverletzungen ist Sache erprobter Specialisten.

Bei Verletzungen des Rückgrates und des Rückenmarkes ist für eine sehr sorgfältige Lagerung des Patienten zu sorgen: man wird durch häufiges Waschen der aufliegenden Theile mit frischem Wasser einen Decubitus zu verhüten suchen, der bei diesen Verletzungen sich nur allzuleicht einstellt. Dabei ist auf die Stuhl- und Urinentleerung alle Sorgfalt zu verwenden und eventuell den Katheter einzuführen und durch Klystiere die Defäcation zu erleichtern.

Erschütterungen des Rückenmarks erfordern anfangs die Darreichung von Reizmitteln, warmen Wein, Branntwein, Erwärmung der Körpers durch Frottiren der Haut. Diese Krankheit, welche besonders häufig nach einem starkem Stoss den der ganze Körper erfährt, entsteht, (z. B. bei Eisenbahnunglücken) ist oft sehr heimtückischer Natur, indem sich manchmal erst sehr lange Zeit nach der Erschütterung unheilbare Lähmungen der Extremitäten einstellen. Die Symptome sind anfänglich mehr oder minder ausgeprägte Gefühls- und Bewegungslähmungen der Extremitäten und der Blase: äussere Verletzungen sind dabei oft gar keine vorhanden, oder sie sind nur so unbedeutend, dass sie zu der Schwere der Erscheinungen scheinbar in keinem Verhältnisse stehen.

Schussverletzungen des Rückgrates und des Rückenmarkes erfordern ebenfalls vor Allem eine antiseptische Occlusion: dabei

ist der Kranke horizontal, ohne jedes Kissen zu lagern; oft wird
es nöthig ihn in einen Extensionsapparat zu legen, wobei man
die Gewichte an beiden Beinen befestigt und die Contraextension
(ebenfalls durch Gewichte) in der Weise anbringt, dass die Schnüre
zu beiden Seiten an einen um den Hals gelegten Ring befestigt
sind. Dieser Ring muss sich an das Kinn und auf den Hinterkopf
stützen und darf den Hals selbst nirgends drücken. Die Contraextension lässt sich auch hier dadurch leichter erzielen, wenn man
das Fussende des Bettes erhöht und somit das Körpergewicht
wirken lässt.

Bei Schussverletzungen des Kehlkopfs wird häufig
die sofortige Vornahme der Tracheotomie nöthig werden; es sind
nicht nur perforirende Wunden, sondern oft auch schon Contusionen
der Knorpel, besonders wenn der Kranke dabei die Stimme verloren hat, welche mitunter diese Operation erfordern um damit
den Gefahren zu begegnen, welche ein oft plötzlich sich ein-
stellendes Glottisödem hervorruft; ist ärztliche Hilfe nicht sofort
zur Stelle, so wird man durch örtliche Application von Kälte
dieses Ereigniss aufzuhalten suchen. Perforirende Kehlkopfwunden
erheischen jedesmal die künstliche Eröffnung der Luftwege; die
zeitweise ruhige Athmung ist sehr trügerisch und es stellen sich
oft die gefährlichsten Symptome dann ein, wenn die Ausführung
der Operation bedeutend erschwert ist. Auch bei solchen Verwundeten, welche bei der Ankunft auf dem Verbandplatze soeben
erstickt sind, ist die Operation noch vorzunehmen, denn man wird
noch Manchen, sobald einmal die Luftwege wieder durchgängig
sind, vermittelst der künstlichen Respiration auf's Neue zum Leben
erwecken können. Stellt sich im späteren Verlaufe der Verletzung
Athemnoth ein, so ist die Operation ebenfalls indicirt und man
thut gut, nicht erst zu warten, bis die Dyspnoe sich zu gefahr-
drohender Höhe steigert.

Solche Verwundete sind am besten gar nicht zu verbinden,
sondern man bringe sie, ohne Zeit zu versäumen, wie man sie
findet auf den Verbandplatz; die Wundöffnung ist zuweilen noch
der einzige Weg, auf welchem die Luft zur Lunge gelangen kann,
während die natürlichen Wege durch Fremdkörper, Splitter oder
Blutgerinnsel oder Schwellung undurchgängig geworden sind. Bei
der Operation wird es in manchen Fällen genügen die Wunde zu
dilatiren und durch diese die Canüle einzuführen; ist dieses nicht
thunlich, so wird man die Eröffnung der Luftwege unterhalb der
Wunde vornehmen müssen. Die Ausführung der Tracheotomie zu
besprechen, ist hier nicht der Ort; wir müssen diese als bekannt
voraussetzen, da sie nur von Chirurgen unternommen werden kann.

In Ermangelung einer Canüle kann man Stücke von silbernen,
männlichen Kathetern benützen; man nimmt dazu am besten den
unteren, gebogenen Theil; auch Stücke von Schlundsonden oder

Drainröhren lassen sich im Falle der Noth verwerthen, ebenso Federspulen oder entsprechend zugebogene Glasröhren. Man befestigt diese improvisirten Canülen in der Weise, dass man an ihrem oberen, zur Wunde herausstehenden Ende einen gut gewichsten Faden knüpft und dessen beide Enden um den Hals befestigt; sicherer wird es sein, um der Gefahr eines Hineinschlüpfens der Canüle in die Trachea zu begegnen, wenn man das obere Ende derselben am Rande durchbohrt, einen Faden durchzieht und denselben um den Hals knüpft. Howard improvisirte sich auf der Jagd eine Canüle in der Weise, dass er eine Bleikugel platt hämmerte, diese nun über einen Bleistift legte und so zu einer Röhre formte; aus dieser schnitt er ein keilförmiges Stück heraus um der Röhre die nöthige Krümmung ertheilen zu können, darauf schnitt er das obere Ende vierfach ein, bog die so entstandenen Flügel nach aussen und erhielt dadurch ein Schild. (Fig. 96.) Man wird im Felde häufig in der Lage sein, sich auf diese Weise eine Canüle improvisiren zu müssen oder zu können; man benützt dann ein gewöhnliches Gewehrprojectil und schlägt es flach, bis es nur noch die Dicke von etwa 4 Mm. besitzt; darauf schneidet man diese Platte zu einem länglich viereckigen Stück von etwa 2½ Cm. Breite und 5 bis 6 Cm. Länge zu, krümmt es über einem Bleistifte zu einer Röhre und gibt nun dieser die erforderliche Biegung entweder durch Ausschneiden eines keilförmigen Stückes aus der vorderen Seite, oder noch besser durch einfaches Biegen nach vorheriger Erwärmung der Bleiröhre;

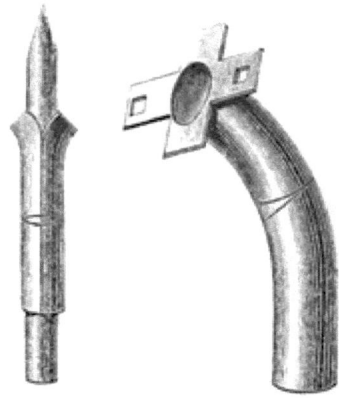

Fig. 96. Trachealcanüle, aus einer breit geschlagenen Bleikugel improvisirt. (Nach Howard.)

die Herstellung des Schildes geschieht wie oben bereits angeführt.

Hat man gar nichts bei der Hand was eine Canüle abgeben könnte, so ziehe man durch die Ränder der Trachealwunde zwei Fadenschlingen und erhalte die Wunde dadurch offen, dass man die beiden Enden dieser Fäden um den Hals zusammenknüpft. Man erreicht ferner ein Offenbleiben der Luftröhre dadurch, dass man ein Stück aus der Trachea herausschneidet, nur muss dann dafür gesorgt werden, dass auch die Wunde der Haut und des darunter befindlichen Gewebes klaffend erhalten wird.

Am besten wird es aber immer sein, wenn man sich in Ermangelung eines jeden Materials, was zu einer Canüle benützt werden könnte, aus mittelstarkem Draht zwei Haken von der

Form der Fig. 97 zurechtbiegt; jeder derselben wird an den
einen Rand der Trachealwunde angelegt und durch ein Bändchen

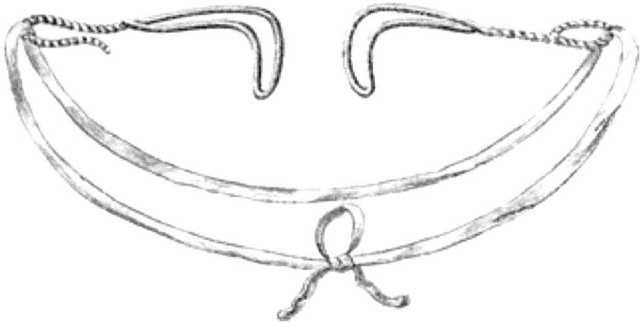

Fig. 97. Zwei Drahthaken zum Auseinanderhalten der Trachealwunde.

festgehalten. (Fig. 98.) Die Befestigung dieser Haken erreicht man
am besten in folgender Weise: man legt die Mitte des Bändchens
auf die Rückseite des Halses, zieht
dann je ein Ende durch die Oese
des entsprechenden Hakens, schlägt
nun beide Enden wieder nach hinten
zurück, wo man sie zu einer
Schlinge schnürt; durch stärkeres
oder schwächeres Anziehen wird
die Wunde mehr oder weniger stark
klaffend erhalten.

Bei perforirenden B r u s t w u n-
d e n ist für unbedingte geistige und
körperliche Ruhe des Patienten zu
sorgen; derselbe darf nicht sprechen
und muss auch das Husten und

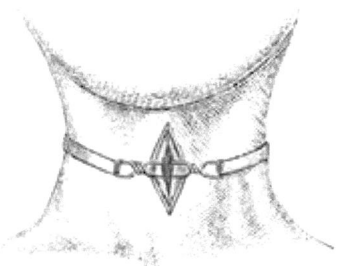

Fig. 98. Dieselben in situ.

Niessen soviel wie möglich zurückzuhalten suchen. Ist die Wunde
nur klein, so wird sie antiseptisch verschlossen und einstweilen
expectativ behandelt; Projectile, die noch in der Brustwand
stecken, sind gewöhnlich leicht zu entfernen, worauf ein gut
schliessender Verband angelegt wird.

Sollten sich später seröse Ergüsse in die Pleura einstellen,
so wird bei sehr grossen Flüssigkeitsmengen eine Punction der
Brusthöhle nothwendig werden. Die dazu verwendeten, luftab-
schliessenden Troicare, sowie die Aspiratoren von D i e u l a f o y
und P o t a i n wird man im Felde wohl kaum zur Hand haben.
Man hilft sich dann mit einem einfachen Troicar an dessen äusseres
Ende man nach dem Einstich einen Gummischlauch anbringt,
welcher unten in ein Gefäss mit Wasser (am besten Carbolwasser)

taucht; dadurch wird bei Inspirationsbewegungen (besonders bei
solchen tiefen Inspirationen wie sie dem Husten vorausgehen),
die Aspiration von Luft in die Thoraxhöhle vermieden. Zugleich
wirkt diese Einrichtung aspirirend; die Flüssigkeit wird ausge-
zogen unter einem Drucke, welcher gleich ist dem Gewicht der
Flüssigkeitssäule im Gummischlauche. Einen ventilartigen Luftab-
schluss erreicht man durch Befestigen eines in Wasser aufge-
weichten Darmstückes oder eines Condom an die Ausflussöffnung
des Troicars; bei Inspirationsbewegungen legen sich die Wände
dieser Membranen in Folge des äusseren Luftdruckes an einander
und bilden somit einen nach Art eines Ventils wirkenden Abschluss
gegen jede rückläufige Strömung. Drängt sich ein Theil der
Lunge aus der äusseren Brustwunde heraus, so wird der Sanitätssoldat denselben mit einer feuchten Compresse bedecken müssen;
der Chirurg wird den vorgefallenen Theil zu reponiren suchen,
einen solchen, der starke Spuren von Entzündung oder von
Gangrän zeigt, wird man liegen lassen und die Naturheilung abwarten. Bluthusten erfordert ebenfalls absolute Ruhe, bei Vermeidung aller erregenden sowie aller kalten Getränke; man gebe
die Nahrung nur lauwarm und suche durch örtliche kalte Compressen die Blutung zu hemmen (vergl. oben, Blutstillung). Es
wird immer gut sein, solchen Verwundeten kleine Gaben von
Opium, entweder in Pulver oder in Tinctur (5—10 Tropfen auf
einmal) zu reichen.

Hat sich eine Eiteransammlung entwickelt (Pyothorax), so
wird man zur Eröffnung der Brusthöhle mit dem Messer schreiten
müssen. Die Behandlung geschieht selbstverständlich unter Beobachtung der strengsten Antisepsis; Ausspülen der Eiterhöhle und
Drainage derselben wird das Hauptaugenmerk des Arztes erfordern.
In Ermangelung von Gummischläuchen kann man hier einen
Nélaton'schen Katheter als Drainrohr verwenden; dabei lege
man den Kranken womöglich auf die kranke Seite, um dadurch
einmal den Abfluss des Eiters zu erleichtern und ferner um der
anderen Lunge die volle Leistungsfähigkeit zu gestatten.

Mitunter rufen ganz unscheinbare Verletzungen des Brust-
kastens, welche die Wand nicht einmal zu perforiren brauchen,
eine heftige Erschütterung mit lange anhaltender Bewusstlosigkeit
hervor. Solche Kranke sind mit tief liegendem Kopfe zu betten;
die Brust ist von allen beengenden Kleidern zu befreien und man
versuche dem Patienten Branntwein oder heisse alkoholische Getränke einzuflössen; zugleich muss man die äussere Haut des
Körpers frottiren um dadurch eine lebhaftere Reaction zu erzielen.
Patienten mit perforirenden Brustwunden sind im Allgemeinen
nicht transportabel; ist aber ein Transport unvermeidlich, so ge-
schehe derselbe stets nur auf kurze Strecken und immer bei
ruhiger Lage auf der Tragbahre.

Die Wunden des Bauches bringen am häufigsten einen schweren Shoc mit sich; über die Behandlung dieses Zustandes haben wir bereits gesprochen.

Bei perforirenden Bauchwunden hat man vor Allem für einen antiseptischen Verschluss der äusseren Oeffnung zu sorgen; dabei suche man durch entsprechende Lagerung des Patienten die Wundränder einander möglichst zu nähern; bei Längswunden wird man dieses durch gestreckte Lage mit extendirten Beinen erreichen, bei Querwunden durch Erhöhung des Oberkörpers mit im Knie flectirten und angezogenen Beinen.

Vorgefallene Darmschlingen sind, so lange sie nicht selbst verletzt sind, immer möglichst bald zu reponiren; man wird das Eingeweide vorher in Carbolwasser abspülen (womöglich nehme man die Abspülungsflüssigkeit nicht ganz kalt) und nach sorgfältiger Reinigung sanft in die Bauchhöhle zurückzuführen suchen. Man ergreift dabei zunächst die der Wunde am nächsten gelegenen Partien und schiebt sie langsam zurück und fährt auf diese Weise mit der nächstgelegenen Partie fort, bis alles reponirt ist.

Macht die Reposition Schwierigkeiten, so sehe man davon ab und überlasse das Weitere dem Chirurgen; in diesem Falle wird die prolabirte Partie mit einer feuchten Carbolcompresse leicht bedeckt. Netzvorfälle lässt man am besten liegen; sie verschliessen die äussere Wunde und retrahiren sich später entweder von selbst oder sie demarkiren sich. Liegt zu gleicher Zeit Netz und Darm vor, so muss indessen die Reposition versucht werden. Die weitere Behandlung dieser Vorfälle gehört nicht in das Bereich unserer Erörterungen.

Für Kranke mit perforirenden Bauchwunden gelten ein- für allemal folgende Regeln:

Absolute geistige und körperliche Ruhe; daher auch kein Transport: Ruhe der Därme, durch Verabreichung von Opiaten, wenn solche zu haben sind; andernfalls versuche man durch feuchtwarme Ueberschläge auf den Bauch die Gedärme zu beruhigen.

Der Kranke muss sich in den ersten Tagen nach der Verletzung so viel wie möglich jeder Nahrungsaufnahme enthalten. Die Ernährung findet dann am besten durch Klystiere statt; über die Zubereitung solcher Nährklystiere werden wir sogleich sprechen. Um den Durst zu lindern kann sich der Kranke öfters den Mund mit kaltem Wasser oder mit Rothwein, oder mit Citronensaft ausspülen; reicht man damit nicht aus, so wird eine Abwaschung des Körpers (mit Ausnahme des Unterleibes) mit frischem Wasser das lästige Durstgefühl oft lindern. Zeigt es sich im weiteren Verlaufe, dass keine Eingeweide verletzt sind und stellt sich auch keine Bauchfellentzündung ein, so beginnt man die Ernährung mit Anfangs nur flüssigen und kühlen Speisen. Stellt sich traumatische Peritonitis ein, so verfahre man nach denselben

Regeln: Opium und feuchte Ueberschläge werden dem Kranken am Besten die Schmerzen lindern und eine Exsudatbildung verhüten: dabei ist die äussere Wunde streng antiseptisch zu behandeln. Wenn sich Abscesse bilden, so wird man sie frühzeitig eröffnen müssen: eine Probepunction wird die Anwesenheit von Eiter sicher stellen. In Ermangelung eines feinen Troicarts punctirt man mit einer Pravaz'schen Spritze, wobei man durch Anziehen des Kolbens eine Probe des Inhaltes aspirirt. Drainage und Verband ist nach den bekannten Regeln auszuführen. Starkes Fieber bekämpft man am Besten durch feuchte Ueberschläge und ferner durch kalte Abwaschungen des Körpers. Kalte Einwickelungen wird man wegen der damit verbundenen Erschütterung in diesen Fällen besser nicht anwenden. (Ueber die Behandlung des Fiebers s. unter Wundcomplicationen.)

Bei Wunden des Magens ist vor Allem auf die Stillung der Blutung zu sehen (s. oben, Blutstillung). Der Kranke darf durchaus keine Nahrung durch den Mund aufnehmen, sondern muss durch ernährende Klystiere bei Kräften erhalten werden. Dasselbe gilt von den Darmwunden, deren weitere Behandlung einzig die Aufgabe erfahrener Chirurgen ist.

Ist der vorgefallene Darm verletzt, so darf er, bevor der Arzt die Darmnaht oder Resection gemacht hat, nicht reponirt werden. Man bedeckt den prolabirten Theil mit einer feuchten antiseptischen Compresse: Ernährung durch Klystiere.

Wunden des Mastdarmes werden am besten gar nicht verbunden, um den Kothmassen möglichst freien Abgang zu sichern: sie eignen sich besonders für die offene Wundbehandlung, event. für die permanente, antiseptische Irrigation. Die Ernährung geschieht hier durch den Mund, doch sind solche Nahrungsmittel zu wählen, welche keine oder möglichst wenig unverdauliche Reste zurücklassen: hierher gehört die Milch, das Eiweiss und die Fleischsolutionen.

Man wird im Felde wohl selten in der Lage sein, über präparirte Fleischlösungen verfügen zu können: man muss sich daher solche selbst herstellen.

Man hackt 1 Pfund Rindfleisch klein und bringt es in eine Flasche mit etwa ½ Liter Wasser zusammen, pfropft die Flasche fest zu und setzt sie in einem Topf mit Wasser über das Feuer: nachdem man das Wasser etwa drei Stunden lang hat sieden lassen, erhält man in der Flasche eine höchst concentrirte Fleischbrühe oder eine eigentliche Fleischlösung. Eine andere Methode besteht darin, dass man dem Wasser (1 Liter auf 2 Kilog. Fleisch) etwa 80 Tropfen Salzsäure zusetzt und das Ganze 24 Stunden lang kochen lässt. Das lange Kochen ist aber in vielen Fällen nicht gut zu machen: man kann sich dann auf kaltem Wege eine Fleischlösung bereiten, indem man auf 1 Pfund fein gehacktes

Fleisch 1 Liter Wasser und 80 Tropfen Salzsäure nimmt, das
Ganze gut durch einander rührt und 24 Stunden stehen lässt;
darauf wird das Ganze durch eine feine Compresse filtrirt und
der Rückstand gut ausgepresst. Eine sehr nahrhafte, kalt bereitete
Suppe erhält man, wenn man ein junges Huhn fein hackt und
es in 1 Liter Wasser mit 80 Tropfen Salzsäure 24 Stunden lang
stehen lässt. Dabei wird es gut sein, das Huhn auf solche Weise
zu tödten, dass es alles Blut behält (durch Erdrücken oder Erwürgen). Die so zubereiteten Suppen enthalten ungemein viel
gelöstes Fibrin und Eiweiss.

In Ermangelung von Fleisch wird man zu den ernährenden
Klystieren Milch oder rohe Eier verwenden müssen; sind Reiz-
mittel nöthig, so fügt man den Klysmen Wein oder Branntwein
hinzu. Als Einzeldosis nimmt man etwa 200 Ccm.; nach Application derselben wird der After während einiger Minuten zuge-
halten, um das sofortige Zurückfliessen der Injectionsflüssigkeit
zu verhindern; nach Verlauf von 10—15 Minuten ist letzteres
gewöhnlich nicht mehr zu befürchten.

Bei W u n d e n d e r B l a s e ist von einem Verband, besonders
wenn sich Urin aus der Wunde entleert, abzustehen; man wird
in solchen Fällen gut thun, einen elastischen Katheter (durch die
Harnröhre) einzuführen und liegen zu lassen, bis dem Kranken
definitive Hilfe zu Theil werden kann. Den Schmerz lindert man
besten durch Opium oder durch feuchtwarme Ueberschläge auf die
Blasengegend; sehr gute Dienste thun prolongirte warme Bäder,
denen man etwas Carbolsäure zusetzt. Ist Möglichkeit vorhanden,
solche zu beschaffen, so sollte man damit nicht säumen, da man
den Kranken dadurch am besten den Gefahren einer Harninfil-
tration entzieht; kann man aber keine solchen Bäder herrichten,
so wird man wenigstens einmal täglich die Blase mit 1% warmem
Carbolwasser ausspülen müssen. Ist das Bauchfell mit eröffnet
und bestehen Communicationen zwischen diesen und der Blase,
so ist die Prognose sehr schlimm.

Bei Schusscontusionen der Bauchorgane treten neben Shoc
und Collaps, deren Behandlung wir bereits besprochen haben, oft
starke innere Blutungen auf, welche ein energisches Handeln erfordern; man lagere den Verletzten mit hängendem Kopfe und
erhöhten Beinen und suche eventuell durch Einwickelung derselben
mit elastischen oder leinenen Binden das Blut nach den edleren
Organen zu drängen. Wenn die Symptome der zunehmenden
Anämie trotzdem fortdauern, so schreite man zur Compression der
Bauch-Aorta, indem man entweder die Faust in der Nabelhöhle
fest durch die Bauchdecken hindurch gegen die Wirbelsäule
drückt oder indem man sich nach B r a n d i s' Vorschlag ein Compressorium improvisirt; man nimmt dazu einen etwa dammendicken
Stab von etwa 3 Fuss Länge und rollt in dessen Mitte eine 8 M.

8*

lange und 6 Ctm. breite Binde auf (Fig. 99): diese letztere dient
als Pelotte und wird unterhalb des Nabels fest gegen den Bauch

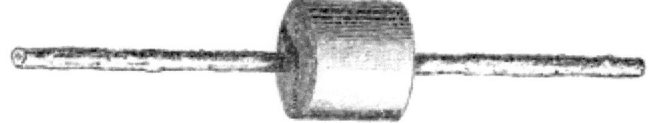

Fig. 99. Compressorium für die Aorta: aus einem Stock und einer aufgerollten
Binde improvisirt.

und die Wirbelsäule gestemmt und in dieser Lage entweder durch
die Hände festgehalten oder mittelst einer Binde, welche die

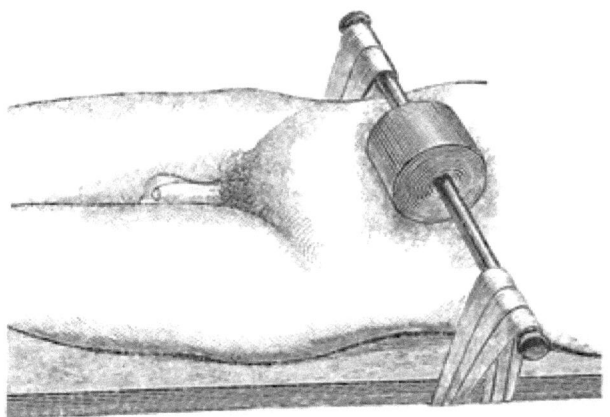

Fig. 100. Dasselbe in situ. (Nach B r a n d i s.)

beiden Enden des Stabes umfasst und um ein unter den Patienten
gelegtes Brett geschlungen ist, befestigt. (Fig. 100.)

VIII. Die Wundcomplicationen.

Die E n t z ü n d u n g d e r W u n d e und ein damit zusammen-
hängendes W u n d f i e b e r ist eine häufige Erscheinung, welche
allerdings dort, wo die antiseptische Behandlung von Anfang an
durchgeführt wurde, bedeutend weniger oft beobachtet wird, aber
auch hier nicht immer verhütet werden kann. Die Temperaturerhöhung hängt dabei nicht von einer septischen Infection ab, sie
tritt auch bei ganz aseptischem Verlaufe auf: nicht selten allerdings ist das Wundfieber die Einleitung eines septischen Fiebers.

Meistens ohne Schüttelfrost beginnend, tritt die Temperaturerhöhung gewöhnlich am dritten Tage, seltener schon innerhalb
der ersten 48 Stunden nach der Verwundung ein. Die Patienten
werden unruhiger, zeigen eine Erhöhung der Pulsfrequenz, Ver-
mehrung des Durstes, und der Thermometer steigt in den Abend-
stunden oft bis 39·5°. Gegen Morgen treten schwache Remissionen
ein. Dabei ist die Wunde selbst und deren Umgebung etwas ge-
schwollen, geröthet und empfindlicher; nach Verlauf von etwa
8 Tagen geht die Temperatur wieder langsam zur Norm zurück
und zugleich beginnt auch an der Wunde eine lebhaftere Eiterung
und vermehrte Abstossung aller nekrotischen Theile; sie nimmt
eine frischere, gesundere Farbe an und zeigt an verschiedenen
Stellen aufschiessende Granulationen.

Bei dieser an und für sich unbedeutenden Complication hat
man das Hauptaugenmerk auf einen leichten Abfluss der Wundsecrete zu richten; im Allgemeinen zeigt auch die Temperatur-
Erhöhung den Zeitpunkt eines nöthigen Verbandwechsels an. Ist
die Entzündung und Schmerzhaftigkeit der Wunde bedeutend, so
kann es nöthig werden durch örtliche Wärmeentziehungen dagegen
einzuschreiten. Am einfachsten erreicht man dies durch einen Eisbeutel, den man über den Verband legt; kann man keinen solchen
beschaffen, so bedecke man den Wundverband mit einem Stück
impermeablen Stoffes und legt darüber eine Compresse, in welche
man zerstossenes Eis oder eine Handvoll Schnee gebracht hat.
Man wird im Felde häufig in der Lage sein über Eis oder Schnee
verfügen zu können; wenn man aber keines von beiden hat, so
macht man kalte Ueberschläge, welche man aber nicht über die
Wunde oder ihren Verband legt, sondern auf den Verlauf der
Hauptarterie an einem oberhalb der Wunde gelegenen Punkte.
Dadurch kühlt man das zur Wunde strömende Blut in messbarem
Grade ab (Winternitz) und entgeht zugleich der Unannehm-
lichkeit den Verband zu durchnässen.

Man behandelt noch vielfach Wunden, besonders complicirte
Fracturen mit Eisbeuteln, welche man wochen- und selbst monate-
lang liegen lässt; doch sehr mit Unrecht; durch anhaltende Kälte
wird die Bildung eines Knochencallus verzögert; sollte eine länger
andauernde örtliche Wärmeentziehung nöthig werden, so verfährt
man dann am besten mit den oberhalb der Wunde applicirten,
kalten Compressen. Diese sehr einfache, und dabei doch zweck-
mässige Methode wird im Kriege leichter durchzuführen sein, als
die Behandlung mit Eisbeuteln; man wird häufig Eis und noch
viel häufiger die Gummibeutel entbehren müssen, während kaltes
Wasser und Compressen stets zu finden sind. Wenn man ferner
bedenkt, wie lange Zeit man braucht, um die voluminösen antiseptischen Verbände mit ihren schlechten Wärmeleitern zu durch-
kühlen und wie wenig wirksam eine Abkühlung durch eine so

dicke Schichte von Verbandmaterial sein kann, so wird man sich
um so eher zu der anderen Methode entschliessen und ihr auch
mehr Zutrauen schenken.

Was die Behandlung des Fiebers anbelangt, so wird man
dieses am besten durch kalte Abwaschungen, eventuell durch
kalte Einwickelungen zu bekämpfen suchen. Wenn man antifebrile
Mittel, wie Salicylsäure oder Chinin, bei der Hand hat, wird man
selbstverständlich diese anwenden können. Salicylsäure wird man
auch häufig haben: man gibt sie dann entweder pur, oder in
Wasser aufgeschwemmt. Ein gehäufter Theelöffel voll Salicylsäure
wiegt etwa 3 Gramm, man kann eine solche Dosis in einem Glase
voll Wasser mischen und dem Kranken davon alle Stunden ein
Esslöffel voll reichen. Besser ist es, wenn man gleiche Volum-
theile Salicylsäure und kohlensaures Natron in Wasser mischt:
es bildet sich dann unter Aufbrausen salicylsaures Natron: von
jedem 1 Kaffeelöffel voll in einem gewöhnlichen Glase Wasser
aufgelöst gibt demnach eine Medicin von 6 Gramm Natr. salicylic.
in 150 Gramm Wasser: davon nimmt der Kranke entweder stündlich 1 Esslöffel voll, oder er nimmt die ganze Menge in drei
Malen, Morgens, Mittags und Abends.

Auch die Carbolsäure hat unzweifelhafte, temperaturerniedri-
gende Eigenschaften: man verabreicht sie in Lösungen von 1 bis
2 Tropfen der conc. Säure in einem Glase Wasser und gebe
davon stündlich 1 Esslöffel voll. Der Temperaturabfall stellt sich
bei dieser Verordnung der Carbolsäure im Laufe von 2—3 Tagen
ein und diejenigen, welche an eine fieberabsetzende Wirkung der
Carbolsäure nicht glauben wollen, haben jedenfalls noch keine
eigenen Versuche damit angestellt. Eine Intoxication ist bei solchen
kleinen Gaben nicht zu befürchten: bei den ersten Symptomen
einer solchen (schwarz gefärbter Urin) wird man das Mittel natürlich aussetzen müssen.

Carbol- und Salicylsäure wird man im Felde sehr oft zur
Verfügung haben, die anderen fieberwidrigen Mittel dagegen
sehr selten.

Bei Mangel eines jeden Fiebermittels oder auch zur Unterstützung derselben werden sich die kalten Abwaschungen und
Einwickelungen sehr nützlich erweisen. Der Zeitpunkt, wann
diese vorgenommen werden werden müssen, ist gewöhnlich bei
einer Temperatursteigerung auf 39°. Der Patient wird ganz entkleidet und liegt ausgestreckt auf seinem Lager: nun beginnt
man die kalten Abwaschungen am Kopfe, indem man ein nasses
Tuch über das Gesicht deckt und sofort wieder abnimmt und
diese Procedur mehrere Male nach einander wiederholt. Darauf
beginnt man dasselbe Manöver mit der Brust und dem Unterleib
und zuletzt mit den Extremitäten. Oft genügt schon eine solche
Abkühlung nur des vorderen Theiles des Körpers, um einen

Temperaturabfall zu erzielen. Der Kranke wird darauf gut abge-
trocknet und sorgfältig zugedeckt. Reicht man mit dieser einfachen Procedur nicht aus und steigt das Fieber trotzdem zu besorgnisserregender Höhe, so wird man den Patienten in nasskalte
Tücher einwickeln müssen. Er wird dabei sorgfältig aus dem
Bett gehoben oder wenigstens behutsam emporgelüpft, während
man ein nasses, ausgewundenes mehrfach zusammengelegtes Leintuch, welches selbst wieder auf einem trockenen Tuche liegt, auf
das Lager legt; nun wird der Kranke mitten auf das nasse Tuch
gebracht, die beiden Seiten über dem Körper zusammengeschlagen
und das trockene Tuch darüber ebenfalls zusammengeschlagen.
Diese Einwickelung umfasst den Körper vom Halse bis zu den
Füssen; der Kopf wird dabei mit einer nassen Compresse bedeckt.
Die Dauer dieser Abkühlung beträgt 1 Stunde; darauf wird der
Kranke wieder ausgewickelt und mit einem nasskalten Tuche
flüchtig abgerieben, dann sorgfältig getrocknet und gut zugedeckt.
Sollte nach Verlauf einer Stunde das Fieber wieder auf 39° ge-
stiegen sein, so wird es nöthig werden, die Einwickelung zu
wiederholen.

Diese kalten Abwaschungen und Einwickelungen entsprechen
ihrem Zweck am besten; sie sind einmal immer zu haben und
wirken auch sicherer als die inneren Mittel; man kann sie in
den meisten Fällen anwenden, während letztere bei perforirenden
Bauch- und Eingeweidewunden nicht wohl zu verabreichen sind;
man könnte sie in solchen Fällen allenfalls per clysma appliciren.
Gegen den Durst, der bei Fiebernden oft sehr quälend werden
kann, reicht man, wenn sonst keine der oben erwähnten Con-
traindicationen bestehen, kleine Stückchen Eis oder kleine Mengen
kalten Wassers. Man kann diesem etwas Citronensaft oder einige
Theelöffel voll Branntwein hinzufügen. Die kalten Abwaschungen
wirken übrigens auch lindernd auf den Durst.

Die Nahrung Fiebernder sei eine leichte und dabei doch
nährende; Milch-, Wasser- oder Fleischsuppen, Fleischsolutionen,
später vielleicht rohe oder weich gekochte Eier werden hier am
besten passen. Auch ist dem Kranken etwas Wein zu verabreichen.

Dieselbe Behandlung wird auch bei der Pyämie einzuschlagen sein. Der Kranke wird dabei von häufigen Schüttel-
frösten befallen und das Fieber zeigt einen continuirlichen
Charakter. Die Pyämie tritt sehr leicht dort auf, wo der Eiter
keinen guten Abfluss hat und sich entweder in natürlichen oder
accidentellen Körperhöhlen staut. Eine frühzeitige Eröffnung solcher
Eiterretentionen, die antiseptische Ausspülung der Höhle und eine
ergiebige Drainirung, das sind die ersten Anforderungen der
Therapie. Neben den Mitteln, die wir soeben vorgeschlagen haben,
reiche man dem Kranken spirituöse Getränke in grossen Quantitäten;

schon Mancher an Pyämie Leidende hat sich aus der Todes-
gefahr zu neuem Leben herausgetrunken: Alkohol ist ein vorzügliches Mittel gegen bösartige Fieber; man wird solchen wohl
immer bei der Hand haben und deshalb zögere man nicht mit
der dreisten Darreichung. Man fürchte nicht den Kranken zu berauschen: Fiebernde vertragen erstaunliche Mengen von Alkohol
ohne betrunken zu werden und sollte sich auch wirklich einmal
ein Kranker berauschen, so hat es weiter keine Bedeutung.

Phlegmonöse Processe der Wunde erfordern vor
Allem eine sehr streng durchgeführte Antisepsis. Kranke mit
dieser furchtbaren Complication sollten sobald als möglich in die
Hände des Arztes kommen; ist ein solcher nicht vorhanden, so
improvisire man die Behandlung folgendermassen: Vor Allem
ist der Verband von der Wunde zu entfernen und diese der permanenten antiseptischen Irrigation zu unterziehen; hiezu verwende man wo möglich Lösungen von essigsaurer Thonerde.
Dabei ist das verwundete Glied hoch zu lagern, womöglich in
verticaler Suspension; sehr oft ist der Erfolg dieser Behandlung
ein überraschend schneller. Zögert indessen die Besserung einzutreten, so wird es gut sein von Zeit zu Zeit den zuführenden
Arterienstamm zu comprimiren, um damit den Blutzufluss abzu-
schwächen. Dieses ist eine Behandlung, die jeder Laie leicht improvisiren kann und womit er oft Glück haben wird. Patienten
mit phlegmonösen Wunden müssen isolirt und in möglichst luftigen
Räumen untergebracht werden.

Die Wundrose, (Erysipel) ist eine der Phlegmone nahe
verwandte Krankheit; sie nimmt ihren Ausgang stets von Verletzungen der Haut oder Schleimhaut und kennzeichnet ihren
Ausbruch durch einen intensiven Schüttelfrost, dem bald eine er-
hebliche Temperatursteigerung folgt. Vom Rande der Wunde aus
geht eine Schwellung und Röthung in unregelmässigen, zackigen
Linien allmälig über die benachbarte Haut; diese Entzündung
schreitet langsam weiterkriechend fort und kann sich auf grosse
Strecken ausbreiten; dabei wird die Epidermis oft in grösseren
Blasen aufgehoben, mitunter stirbt sie sogar bei sehr starker ödema-
töser Schwellung brandig ab.

Hierbei wird man am besten die Wunde vom Verbande befreien und sie statt dessen mit einem in Carbolöl getauchten
Läppchen bedecken; die erkrankte Partie wird hoch gelagert
und in ihrer ganzen Ausdehnung mit einer feuchten Carbolcompresse bedeckt, welche man von Zeit zu Zeit, ohne sie zu entfernen, mit 5% Carbolwasser überrieselt. Wird auch dadurch der
Process nur selten coupirt, so schafft man dem Kranken damit
doch Erleichterung. Besondere Rücksicht verlangt die Behandlung des Fiebers; hat man Salicylsäure zur Verfügung, so reicht
man diese in der Weise, wie wir es bei der Behandlung des

Wundfiebers erwähnt haben; sicherer werden auch hier die Abwaschungen und Einwickelungen wirken. Das zuverlässigste Mittel um die Ausbreitung der Rose zu verhindern, sind subcutane Injectionen von $2^0/_0$ Carbolsäure: da wohl jeder Arzt eine Injectionsspritze bei sich tragen wird, so wird man diese Behandlung auch in den meisten Fällen einschlagen können. Man mache mehrere Injectionen am Rande der entzündlichen Schwellung und man wird damit den Process sehr häufig aufhalten können. Auf die Wunde selbst übt die Rose keinen bedeutenden Einfluss aus: zuweilen zerfällt der schon gebildete Narbenrand wieder, in anderen Fällen schreitet der Heilungsprocess eher rascher vorwärts.

Erysipelatöse Patienten sind zu isoliren, die Bettstücke und Leibwäsche sorgfältig zu desinficiren, da die Krankheit ansteckend ist. Bei einer sorgfältig durchgeführten antiseptischen Behandlung gehört die Wundrose zu den grössten Seltenheiten.

Der Starrkrampf ist eine der fürchterlichsten Wundcomplicationen: er tritt jedoch glücklicher Weise selten auf und ist seit der Einführung der antiseptischen Behandlung noch seltener geworden. Die Art und Grösse der Verwundung hat auf den Tetanus keinen scheinbaren Einfluss: am häufigsten tritt er auf bei Verletzungen der oberen Extremität, besonders der Hand und hier wieder besonders, wenn Nerven mit betroffen sind. Eine glatte Trennung eines Nervenstammes bewirkt weniger leicht Starrkrampf als eine Quetschung desselben.

Zuerst empfindet der Kranke ein schmerzhaftes Zusammenziehen im Hals und Nacken und Behinderung des Schluckens, bald stellt sich ein Krampf in den Kaumuskeln ein, so dass die Kiefer fest aufeinander gepresst werden, (Trismus), allmälig erstrecken sich die Krämpfe über den ganzen Körper und localisiren sich besonders in den Rückenmuskeln, so dass der Körper bogenförmig nach hinten gekrümmt und der Kopf weit in das Genick zurückgeschlagen wird: dabei ist die Athmung in hohem Grade behindert und oft stellen sich, besonders während der Krämpfe, auch Erstickungsanfälle ein. Diese Anfälle, deren Dauer verschieden lang ist, wiederholen sich in mehr oder kurzen Zwischenräumen und bereiten dem Kranken, der dabei stets bei vollem Bewusstsein bleibt, die fürchterlichsten Qualen. Ein leiser Luftzug, eine geringe Erschütterung des Fussbodens oder des Bettes kann schon sofort einen Anfall hervorrufen.

Die Hauptaufgabe der Behandlung besteht darin, neue Anfälle zu verhüten: man hat zu diesem Zwecke sehr Vieles vorgeschlagen und wird von der Nervendehnung oder von der Neurectomie im concreten Falle die besten Erfolge erzielen. Der Kranke ist vor Allem vor jeder Erschütterung und Erregung, wie z. B. durch starkes Auftreten, lautes Sprechen, Windzug etc., zu schützen: womöglich soll das Zimmer verdunkelt werden: man

trete langsam und behutsam auf und an sein Lager; von sehr
guter Wirkung sind prolongirte warme Bäder. sind aber solche
nicht zu haben, so packe man den Patienten wenigstens in feuchtwarme Tücher. Dabei ist für eine kräftige Ernährung zu sorgen,
wozu man am besten die schon erwähnten Fleischsolutionen verwenden wird; sollte der Kranke nicht schlucken können, so
gebe man ihm nährende Klystiere. Sollten sich Fremdkörper in
der Wunde befinden, so ist deren sofortige Entfernung dringend
angezeigt.

Von den medicamentösen Mitteln spielen die Narcotica in
der Behandlung des Tetanus eine grosse Rolle. Hat man Opium
zur Verfügung, so gebe man dieses in beherzten Dosen zu etwa
0·2 Gramm in Pulver oder zu 30—40 Tropfen der Tinctur;
subcutane Morphium-Injectionen thun noch bessere Dienste, ebenfalls wie Chloral zu 4—5 Gramm auf einmal. In Ermangelung
aller dieser kann man auch den Patienten chloroformiren und die
Narkose längere Zeit bestehen lassen; Chloroform wird man im
Felde noch häufig bekommen können. Von den vielen anderen
empfohlenen Mitteln wird man wohl keine im Felde zur Hand
haben und ihre Wirkung ist überdies mehr als zweifelhaft.

Man hat die Beobachtung gemacht, dass der Starrkrampf
besonders häufig dann auftrete, wenn die Verwundeten einer
Durchkältung ausgesetzt waren; man wird daher bei schlechter
Witterung und bei kühlen Nächten die Kranken vor Kälte und
vor Durchnässung zu schützen haben, um sie vorsorglich vor der
möglichen Gefahr zu bewahren.

Der Säuferwahnsinn tritt häufig nach Verletzungen
oder Erkrankungen ein, ist aber im Felde eine seltene Erscheinung.
da Gewohnheitstrinker in einer wohl disciplinirten Armee nicht
geduldet werden. Die Krankheit, welche sich zuerst durch ein
heftiges Zittern aller Glieder und der Zunge bemerkbar macht,
befällt auch bald darauf die psychische Sphäre; der Patient hat
Hallucinationen, sieht allerlei Thiere und Gestalten um sich,
zupft unaufhörlich an der Decke und schwatzt in einem fort
allerlei verworrenes Zeug vor sich hin; auf Fragen gibt er ganz
logische Antworten, verfällt aber bald wieder seinen Wahnvor-
stellungen. Diese beständige Unruhe, welche sich durch unaufhör-
liche Bewegungen, durch Fluchtversuche und dergl. bemerkbar
macht, kann zuweilen zu wahren Wuthausbrüchen gesteigert
werden. Dabei leiden die Kranken an vollständiger Schlaflosigkeit.

Solche Patienten sind vor Allem gut zu verbinden, damit
sie sich in ihren Delirien nicht etwa selbst schaden könnten.
Zugleich reiche man ihnen grössere Quantitäten Alkohols, am
besten mit einem rohen Ei und Milch vermischt (Eiergrog). Gegen
die Unruhe und Schlaflosigkeit empfehlen sich narkotische Mittel
in grossen Dosen. Bei furibunden Delirien wird es nöthig werden

den Kranken in ein warmes Bad zu bringen und darin kalte Uebergiessungen auf den Kopf zu machen; in Ermangelung von Bädern packe man den Kranken in feuchtwarme Tücher und bedecke den Kopf mit einer kalten Compresse. Die Nahrung muss kräftig und leicht verdaulich sein; am besten ist Milch, Fleischsolutionen und Eier; allmälig gibt man geringere Quantitäten Alkohol und sucht den Kranken zu entwöhnen. Die Heilung tritt ein nach dem ersten festen Schlafe; der Patient erwacht dabei gewöhnlich ruhig, das Zittern hat sich verloren und das Bewusstsein ist wieder in die normalen Grenzen eingerückt.

Die Behandlung des D r u c k b r a n d e s (Decubitus) erfordert vor Allem den häufigen Wechsel der Lage. Er entsteht besonders leicht nach Verletzungen der Wirbelsäule und des Rückenmarks, ferner bei solchen Kranken, welche durch lange, entkräftende Leiden sehr abgeschwächt worden sind. Die Stellen, auf denen der Patient aufliegt, welche also durch das Körpergewicht gedrückt wurden, ebenso die Stellen, welche durch unpassend angelegte Verbände comprimirt wurden, erkranken zuerst; ferner sind solche Theile gefährdet, wo der Knochen nur oberflächlich liegt, wie z. B. die Gegend über dem Kreuzbein und über dem grossen Trochanter, demnächst die Haut der Ferse und über den Darmbeinkämmen, über den Dornfortsätzen der Wirbel und über den Schulterblättern. Bei anhaltender Bauchlage erkranken die Bedeckungen des Bauches und der Knie. Die Ursache des Decubitus ist die Circulationsstörung in Folge des directen Druckes; begünstigt wird der Ausbruch durch langdauernde Befeuchtung der Epidermis, besonders durch Koth und Urin.

Zuerst entsteht eine leichte Röthung der Haut; die Epidermis stösst sich ab und es bildet sich ein Geschwür, welches nach allen Richtungen langsam weiter frisst. Bei sehr heruntergekommenen Individuen treten häufig an den gedrückten Stellen blaue Flecke auf, welche sich nach einigen Stunden begrenzen und schwärzlich färben; die Haut trocknet dann darüber lederartig ein; am Rande entwickelt sich nach einiger Zeit eine Eiterung, welche allmälig das abgestorbene Hautstück abstösst und ein mit nekrotischen Gewebstheilen erfülltes Geschwür hinterlässt; dieses breitet sich nach der Tiefe und nach der Fläche zu aus und so entstehen oft Substanzverluste von erschreckendem Umfange.

Die Behandlung wird ihr Hauptaugenmerk auf die Verhütung eines Decubitus richten müssen. Der Patient ist auf eine mittelweiche Unterlage zu betten und man sorge dafür, dass nirgends drückende Falten im Leintuche oder in der Leibwäsche sich bilden. Muss der Kranke, wie z. B. bei Fracturen der unteren Extremitäten, längere Zeit in der Rückenlage verweilen, so unterwerfe man die Gegend des Krenzbeines einer täglichen Inspection, und wasche die Haut daselbst öfters mit frischem Wasser ab,

Bei der ersten Spur von Röthung mache man Abreibungen mit
Branntwein, Essig oder Citronenschalen. Wenn irgend möglich,
so soll täglich mehrere Male die Lage gewechselt werden. Haben
sich bereits Geschwüre gebildet, so mache man Ueberschläge mit
Bleiwasser, auch Bleisalben erweisen sich sehr nützlich; man
stellt sie dar durch Mischen von Bleiweiss oder Bleizucker mit
10 Theilen Fett; gerbsaures Bleioxyd (Plumb, tannicum) stellt
man sich dar durch Vermischen von einer Lösung von Bleizucker
mit Tannin oder einer anderen gerbsäurehaltigen Flüssigkeit (z. B.
Rothwein); es entsteht dadurch ein gelblicher Niederschlag von
gerbsaurem Bleioxyd; diesen filtrirt man ab und mischt ihn mit
10 Theilen Fett. Der mit Rothwein ausgefällte Niederschlag ist
gefärbt, weil dabei der Farbstoff des Weines mit niedergeschlagen
wird; doch ist er auch brauchbar.

Bei stark nekrotischen, übelriechenden Geschwüren bestreiche
man diese mit Carbolöl; sollte man Jodoform haben, so wird
dieses noch bessere Dienste leisten. Dabei sind die erkrankten
Theile vor jedem ferneren Druck zu bewahren; ist es nicht möglich den Patienten auf eine andere Seite zu lagern, so lege man
wenigstens ober- und unterhalb der gefährdeten oder bereits erkrankten Stelle ein mehrfach zusammengelegtes Leintuch unter,
so dass die betreffende Stelle hohl liegt und mit der Unterlage gar
nicht in Berührung kommt. Diese Leintücher werden in vielen Fällen
die Luft- und Wasserkissen ersetzen können; um die Trochanteren
und die Ferse zu schützen, kann man sich ringförmige Polster
aus zusammengedrehten Tüchern oder Strohbündeln, welche man
dann mit einer dicken Schichte Watte oder Jute umgibt und dann
faltenlos mit einer leinenen Compresse überzieht, herstellen.
Kranke, welche sehr stark gefährdet sind, sollten häufig ein Vollbad von längerer Dauer nehmen können; in Ermangelung eines
solchen wasche man wenigstens einmal täglich den Körper ganz
ab; man wird dadurch die Hautthätigkeit reizen und das Organ
selbst widerstandsfähiger machen.

Quetschungen sind zwar keine eigentlichen Wundcomplicationen, indessen treten sie sehr häufig bei Verwundungen auf,
so dass es damit schon einigermassen eine Berechtigung findet,
wenn wir diese Art der Verletzungen an dieser Stelle besprechen.

Die Quetschungen (Contusion) entstehen durch Einwirkung
einer stumpfen Gewalt auf einen Körpertheil, wie z. B. durch
Fall auf einen harten Gegenstand, oder durch einen Schlag oder
Stoss. Im Kriege entstehen diese Verletzungen am häufigsten durch
matte Geschosse, oder durch Kolbenschläge, aber sehr häufig
acquirirt der Verwundete im Moment des Hinstürzens noch eine
Contusion. Auch können oft die Wunden damit complicirt sein,
indem dieselbe Gewalt eine Gewebstrennung und zugleich Quetschung verursachen kann. In diesem Falle ist die Contusion

geradezu eine Wundcomplication. Die Haut wird bei solchen Einwirkungen gewöhnlich nicht beschädigt, da sie in Folge ihres
elastischen Baues der Gewalt einen ziemlichen Widerstand ent-
gegensetzen kann; um so eher leiden aber die darunter befindlichen Weichtheile, welche bei starker Einwirkung ganz
zermalmt sein können und wobei selbst Knochenbrüche nicht
selten sind.

Die Symptome der Quetschung bestehen in einem heftigen
Schmerz, welcher oft weit ausstrahlt, in Schwellung des betroffenen
Theiles und blaurother Verfärbung, welche im weiteren Verlaufe
durch alle Nuancen hindurch bis zum Gelbgrünen erscheint. Sind
auch Nerven und grössere Gefässe von der Quetschung betroffen,
so kann das ganze Glied brandig absterben; Contusionen der
Gelenke bedingen Entzündungen und die damit verbundenen
Gefahren.

Die Behandlung wird vor allen Dingen darauf gerichtet werden
müssen, einen starken Blutaustritt unter der Haut zu verhindern;
man erreicht dieses durch erhöhte Lagerung (event. durch verticale Suspension) und durch Compression mittelst einer festanliegenden Binde; über die letztere mache man dann Eis- oder
Kaltwasser-Ueberschläge. Ist die Quetschung sehr bedeutend und
fühlt sich der verletzte Theil kühl an, so sehe man von kalten
Ueberschlägen ab, da diese nur die Entwicklung einer Gangrän
befördern würden; hier wird man dann warme Compressen auf-
legen müssen. Bei gleichzeitigen Knochenbrüchen ist selbstverständlich ein Schienenverband anzulegen.

Ein sehr wirksames Mittel, um selbst umfangreiche Quetschungen in kurzer Zeit zur Heilung zu bringen, ist die Massage,
von welcher wir später bei den Gelenksverstauchungen eingehender
sprechen werden.

In den vorhergehenden Zeilen haben wir ausschliesslich von
den durch feindliche Waffen erzeugten Verletzungen und ihren
Complicationen gesprochen; in den Wechselfällen des Krieges
und unter der Verschiedenartigkeit der Verhältnisse in welche
der Soldat im Felde kommt, ist er aber noch einer Menge
anderer Gefahren, als nur derjenigen der Verwundungen vor dem
Feinde ausgesetzt, und oftmals kann es geschehen, dass er sein
Leben durch eine Zufälligkeit dringend gefährdet sieht. Hierzu
rechnen wir die Verbrennungen, die Erfrierungen und die Erstickung, sei es durch Strangulation, durch irrespirable Gase oder
durch Ertrinken.

IX. Verbrennungen.

Verbrennungen gehören im Kriege nicht zu den Seltenheiten: sie entstehen entweder durch aus nächster Nähe abge-
feuerte Schüsse und sind dann meistens im Vergleich mit der
anderen Verletzung nicht von grosser Bedeutung oder sie entstehen bei Explosionen oder beim Verweilen in brennenden Ge-
bäuden. Verbrühungen mit siedenden Flüssigkeiten oder mit
Wasserdampf kommen mehr in Friedenszeiten vor.

Die Grade der Verbrennung können, wie selbstverständlich
auch deren Umfang, sehr verschieden sein: der leichteste Grad
besteht in einer oberflächlichen Schwellung und Röthung der Haut:
bei stärkeren Hitzegraden oder bei längerer Einwirkung derselben wird die Epidermis in Blasen abgehoben und bei den
schwersten Formen wird der ganze Theil in einen Brandschorf
verwandelt und verfällt später der Gangrän. Ist ein Drittel der
Körperoberfläche betroffen, so steht das Leben des so Verletzten
in hoher Gefahr: schwere Verbrennungen nur kleinerer Körper-
abschnitte werden oft durch Kunsthilfe, event. auf Kosten des
Gliedes, für das Leben gefahrlos gemacht werden können.

Der Verunglückte ist zunächst seiner Kleider zu entledigen:
man schneide sie sorgfältig auf und entferne sie so behutsam wie
nur irgend möglich, damit man nicht die in Blasen abgehobene
Haut mit abreisse.

Ist die Verletzung auf diese Weise blossgelegt, so steche
man die Blasen mit einer Nadel auf und lasse den Inhalt ausfliessen: hierauf wird die erkrankte Partie mit einem feinen
leinenen oder baumwollenen Lappen, der vorher in frisches
Wasser getaucht wurde, so bedeckt, dass er überall glatt anliegt und nirgends Falten macht: man lasse nun diesen Lappen
ein für allemal liegen und mache darüber kalte Ueberschläge,
welche man anfangs alle 5—10 Minuten erneuert, später, wenn
sich die Schmerzhaftigkeit etwas verloren hat, $^1/_4$ bis $^1/_2$ Stunde
liegen lässt. Der verletzte Theil ist dabei hoch zu lagern. Noch
einfacher ist es, wenn man anstatt Ueberschläge zu machen, die
über die Verbrennung gelegte Compresse, ohne sie wegzunehmen,
alle 5 bis 10 Minuten mit kaltem Wasser überrieselt, indem man
dieses durch Ausdrücken eines Schwammes oder mittelst eines
Irrigators in sanftem Strahle darüber fliessen lässt. Durch diese
so einfache Behandlung wird man dem Kranken viel Linderung
verschaffen: die Compresse schützt das blossliegende Corium und
Unterhautzellgewebe und ersetzt gleichsam die zerstörte Epidermis:
dadurch, dass man sie liegen lässt, wird der verletzte Theil nicht
gereizt: dabei können die dünnflüssigen Secrete durch das Maschen-
gewebe durchfliessen, während die consistenteren Gewebsflüssig-
keiten ebenfalls als eine schützende und reizmildernde Decke über

der Wunde liegen bleiben und später vielleicht organisirt werden. Man kann bei leichteren Verbrennungen mit dieser einfachen Behandlung, die überall improvisirt werden kann, oft schon in wenigen Stunden eine Heilung erzielen; tiefer greifende Verletzungen erfordern selbstverständlich eine entsprechend längere Zeit.

Ist ein grosser Theil der Körperoberfläche verbrannt, so bringt man den Verunglückten am besten sofort in ein laues Vollbad, in welchem er Stunden oder selbst tagelang verweilen muss; in Ermangelung eines Vollbades packe man den Kranken in ein nasses Tuch ein und beriesele dasselbe von Zeit zu Zeit mit Wasser. Sollte man Opium, Morphium oder Chloralhydrat bei der Hand haben, so säume man nicht, dem Kranken davon eine herzhafte Dosis zu geben; man wird damit ein gutes Werk thun und dem Unglücklichen unbemerkt über die ersten qualvollen Stunden hinweghelfen.

Bei leichteren und wenig ausgedehnten Verbrennungen ist das bekannte Kalkliniment oft von guter Wirkung; man bereitet es indem man gleiche Theile Oliven- oder Leinöl und Kalkwasser gut durcheinander schüttelt. Es bildet eine gelbliche, flüssige Salbe, womit man die verbrannten Theile bestreicht.

Tiefer greifende Verbrennungen, besonders solche, bei denen sich zahlreiche nekrotische Gewebsfetzen abstossen müssen, behandelt man je nachdem mit Carbolöl oder mit permanenter antiseptischer Irrigation.

X. Erfrierungen.

Oertliche Erfrierungen, besonders der Zehen, der Finger, der Nase und der Ohren sind häufige Vorkommnisse; allgemeine Erfrierungen kommen hauptsächlich dann vor, wenn die Mannschaften lange ohne genügende Körperbewegung verweilen müssen; dabei ist es jedoch gewöhnlich, dass einzelne Theile, z. B. die Füsse oder Hände in höherem Masse betroffen sind. Begünstigende Momente sind ferner nasse Witterung und Wind, während bei Windstille und Trockenheit bedeutend niedrigere Temperaturen ohne Nachtheil ertragen werden.

Zuerst empfindet der Erfrierende eine immer mehr und mehr zunehmende Müdigkeit und Schlafsucht, welche, wenn dieser Neigung nachgegeben wird, dann gewöhnlich unmerklich in den Tod übergeht. Wird aber gegen diese Müdigkeit angekämpft, so verlieren die Sinne, besonders das Gesicht und das Gehör von ihrer Schärfe, der Gang wird taumelnd und unsicher und der Unglückliche fällt schliesslich bewusstlos zu Boden. Wenn nun keine Hilfe eintritt, so lässt die Frequenz der Athmung und des

Pulses allmälig nach, während zugleich die Körpertemperatur bedeutend herabsinkt; es können aber von der ersten Bewusstlosigkeit bis zum erfolgten Tode einige Tage darüber verstreichen, während welcher der Verunglückte scheintodt, mit unmerklichem Herzschlag und Respiration daliegt.

Bei den örtlichen Einwirkungen der Kälte unterscheidet man mehrere Grade: der leichteste kennzeichnet sich durch eine mässige Röthung und Schwellung, welche nach einigen Tagen schon wieder verschwindet, bisweilen aber eine dauernde Erweiterung der Capillargefässe hinterlässt.

Bei den mittleren Graden entstehen Blasen und nachfolgende Geschwüre: die schwerste Form ist das gangränöse Absterben entweder der Haut allein oder ganzer Gliedmassen.

Die Wiedererwärmung Erfrorener muss nur langsam geschehen: man bringe den Verunglückten in ein kühles Zimmer oder lasse ihm die ersten Hilfeleistungen an Ort und Stelle, wo man ihn aufgefunden hat, zu Theil werden. Nachdem man ihn entkleidet hat, reibt man den ganzen Körper mit Schnee oder kaltem Wasser ab und muss dabei Acht geben, steif gefrorene Theile, wie die Finger oder die Ohren nicht abzubrechen; hierauf bringe man den Kranken in ein kühles Bad oder in Ermangelung eines solchen in nasse kalte Tücher und frottire ihn dabei fortwährend. Sobald der Kranke wieder schlucken kann, reiche man ihm Wein oder Branntwein. Im Verlaufe einiger Stunden bringe man die Temperatur des Bades oder der Einwickelungen auf 30° C. und erst jetzt kann man den Kranken in ein erwärmtes Bett bringen.

Sowie der Erstarrte wieder ein leises Lebenszeichen gibt, wende man alle Aufmerksamkeit darauf, um eine nachfolgende Gangrän der Extremitäten zu verhüten. Man erreicht dies am besten durch die verticale Suspension: man befestige zu diesem Zwecke die gefährdeten Glieder auf Schienen und hänge sie an starken Schnüren auf. Man wird dabei oft Gelegenheit haben, zu bemerken, wie die Anfangs kalten und blauen Gliedmassen, die scheinbar unrettbar dem Brande anheim fallen sollten, allmälig ihre normale Farbe wieder erhalten. Die Gangrän ist die Folge einer Circulationshemmung, welche letztere beim Erfrieren durch die Lähmung der Gefässe nur allzusehr begünstigt wird, durch die verticale Suspension wird aber der venöse Rückfluss wieder angeregt und damit der verderblichen Stase vorgebeugt.

Körpertheile, welche voraussichtlich unrettbar der Gangrän verfallen sind, bedecke man gleich von Anfang an mit einem antiseptischen Verbande, um damit von vornherein den späteren Gefahren einer Septicämie zu begegnen: die fernere Behandlung ist Sache des Chirurgen.

XI. Erstickung.

Eine Erstickung kann eintreten entweder durch einen mechanischen Abschluss der Luft von den Lungen, wie z. B. durch Erhängen, Erwürgen, Ertrinken, durch Verschüttung oder durch Einathmung von irrespirablen oder giftigen Gasen, in Folge von schlechten Heizeinrichtungen (Kohlenoxydgasvergiftungen), durch Ausströmen von Leuchtgas oder durch Entwickelung von Kohlensäure in Kellern und Gruben, in denen sich gährende Flüssigkeiten befinden.

Bei Erhängten oder Erdrosselten ist vor Allem der Strick am Halse loszuschneiden und nachdem man dem Verunglückten schnell die Brust entblösst hat, schreite man schleunigst zur künstlichen Respiration (s. oben b. acute Anämie). Sowie der Kranke wieder zu athmen beginnt, so unterstütze man seine Athembewegungen durch die künstliche Respiration; dabei verabreiche man ihm, sobald er wieder schlucken kann, Branntwein oder Wein. Ebenso verfährt man bei Erstickten nach Verschüttungen durch Erde oder Trümmer; dabei sehe man aber zu, ob sich keine Fremdkörper, wie Erde oder Steine, im Munde und im Rachen des Verunglückten befinden: sie sind zu entfernen, indem man mit dem Finger möglichst weit in den Rachen hineinlangt und alles herausbefördert, was man erreichen kann. Ein Gehilfe fasst nun die Zunge des Verunglückten und zieht sie weit hervor, während ein anderer die künstliche Athmung einleitet; reicht diese Procedur allein nicht aus, so wird es oft von Nutzen sein, Luft direct in den Mund einzublasen, wobei man aber die Nase des Scheintodten zuhalten muss. Man kann dieses Lufteinblasen im Rhythmus der regelmässigen Respiration, bei gleichzeitigem Aufheben der Arme zu beiden Seiten des Kopfes vornehmen; während man nun die Arme wieder senkt und an den Seiten der Brust andrückt, strömt dann die Luft wieder aus den Lungen aus.

Bei Ertrunkenen ist ebenfalls zuerst der Mund und der Rachen von Schlamm, Erde, Steinen und dergl. zu reinigen; hierauf werde der Verunglückte möglichst rasch entkleidet (bis zur Hüfte) und nachdem man dessen Kleider zu einer festen Rolle zusammengewickelt hat, lege man ihn in der Weise darauf, dass er mit dem vorderen unteren Brustabschnitt darauf zu liegen kommt. Der Kranke liegt also auf dem Bauche, während der Kopf und der Mund die abhängigsten Punkte bilden; man führt dabei einen Arm oder eine Hand des Scheintodten unter seine Stirne, damit der Mund in einiger Entfernung vom Erdboden bleibe. (Fig. 101.) Nun lege man seine linke Hand ausgebreitet auf den linken, unteren Brustabschnitt des Asphyctischen, die rechte Hand etwas oberhalb der anderen auf die Wirbelsäule

(Fig. 101) und übe mit dem eigenen Körpergewicht einen etwa
3 Secunden lang währenden Druck aus. lässt nun etwas nach.
wiederholt den möglichst starken Druck noch einige Male, bis

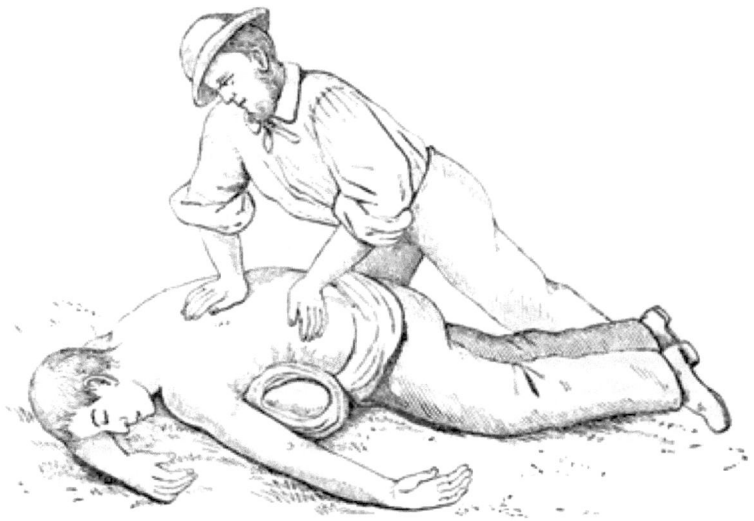

Fig. 101. Rettungs- und Wiederbelebungsversuche bei Ertrunkenen; die Expression
der in Lungen und Magen befindlichen Ertränkungsflüssigkeit.

alles Wasser aus Magen und Lungen durch den Mund ausgeflossen ist. Darauf dreht man den Verunglückten um. so dass er

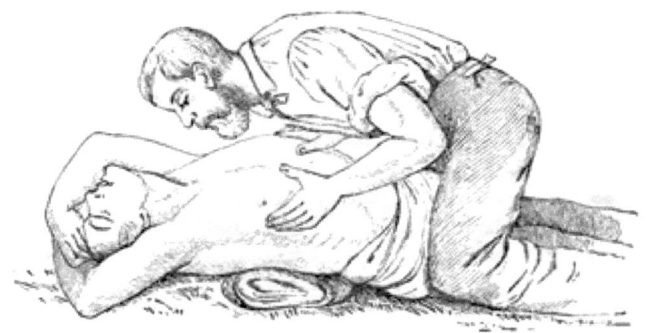

Fig. 102. Wiederbelebungsversuche bei Ertrunkenen: die Howard'sche
Methode der künstlichen Respiration.

auf dem Rücken liegt, schiebt die Rolle unter den unteren Brustabschnitt, so dass der Kopf nach abwärts geneigt und möglichst
weit in das Genick zurückgeschlagen ist (Fig. 102); zu gleicher Zeit

legt man beide Arme des Asphyctischen über dessen Scheitel
zusammen. Man kniet nun rittlings über den Scheintodten hin, so
dass man seinen Körper in der Höhe der Hüften zwischen die
Knie fasst, legt die ausgebreiteten Hände zu beiden Seiten des
unteren Brustabschnittes flach auf, so dass sich die Daumen in der
Nähe des unteren Randes des Brustbeins beinahe berühren, während
die übrigen Finger beiderseits nach rückwärts zeigend in die
Intercostalräume eingreifen. Die Ellenbogen stemmt man dabei
fest an die Hüfte und übt nun mit der ganzen Schwere seines
Körpers, in der Richtung nach auf- und rückwärts einen 2—3
Secunden lang währenden Druck aus; darauf lässt man, indem
man sich wieder erhebt, mit dem Drucke plötzlich nach, so dass
die soeben ausgedehnten Rippen nunmehr wieder zurückschnellen
und die in die Lunge inspirirte Luft wieder ausgetrieben wird.
Man wiederholt dies etwa 10 Mal in der Minute; sowie sich
wieder Athembewegungen einstellen, werden diese durch das soeben
beschriebene Manöver unterstützt. Man gebe bei diesen Rettungs-
versuchen die Hoffnung nicht zu früh auf; häufig gelingt es erst
nach einer Arbeit von mehreren Stunden, den Verunglückten
wieder in's Leben zurückzurufen.

Bei den ersten Zeichen der Wiederbelebung, wie z. B. einem
leichten Zucken der Augenlider oder eines Fingers, sorge man
neben fortgesetzter künstlicher Respiration für eine Wiedererwärmung
des Körpers durch Frottiren; allmälig zeigt sich dann ein leichtes
Athmen, man hört wieder schwache Herztöne, das Gesicht nimmt
wieder eine natürliche Färbung an; sobald der Verunglückte
wieder schlucken kann, reiche man ihm Wein oder Branntwein
oder warmen Thee und wenn nun die Athmung und der Herzschlag ganz wiedergekehrt ist, wenn das Bewusstsein sich wieder
einfindet und der Gerettete wieder seine Umgebung erkennt, so
bringe man ihn in ein Bett, wo er bald in Schlummer fallen wird,
um aus diesem frisch und neugestärkt zu neuem Leben zu er-
wachen.

Bei Erstickung durch irrespirable Gase muss der Verunglückte
schnell an die frische Luft gebracht werden; befindet er sich in
einem mit Kohlenoxyd erfüllten Zimmer, so öffne man die Thüre,
nehme einen tiefen Athemzug und eile zuerst an das nächste Fenster,
welches man schnell öffnet oder dessen Scheiben einschlägt. Wenn
sich dann die Luft ein wenig verbessert hat, hole man den
Asphyctischen schnell heraus und leite sofort die künstliche Respiration ein und zwar nach der einfacheren Methode, mittelst Auf-
hebens und Senkens der Arme. Bei solchen Vergiftungen kann
die Frage einer Bluttransfusion nahe treten; ein gerade an-
wesender Arzt könnte im Falle der Noth eine solche nach
Ponfick's Methode, durch Injection defibrinirten Menschenblutes
in die Peritonealhöhle, vornehmen.

Liegt der Verunglückte in Kellern oder Gruben, so überzeuge man sich, bevor man selbst hinabsteigt, durch Hinablassen eines brennenden Lichtes, ob die Luft dort unten respirabel sei oder nicht: wenn das Licht erlischt, so ist das Hinabsteigen mit grösster Gefahr verbunden. In diesem Falle wird man die Luft verbessern müssen und man erreicht dasselbe einmal durch Oeffnen der Kellerfenster, besser aber durch Abfeuern eines oder mehrerer blinder Schüsse oder durch Hinabschütten von grossen Mengen frischen Wassers. Beim Hinabsteigen binde man sich ein Seil unter die Schultern, welches ein oben im Freien Stehender in Händen halten muss; wird dem Hilfeleistenden selbst unwohl, so kann er noch schnell durch Ziehen an dem Seile ein Zeichen geben, um sich schleunigst wieder hinaufbefördern zu lassen. Auch wird es gut sein beim Hinabsteigen in solche Räume sich einen in Glycerin oder Kalkwasser getauchten Schwamm vor Mund und Nase zu binden.

Der Verunglückte, der nun auf diese Weise glücklich wieder an die frische Luft gebracht ist, wird im Gesicht und auf der Brust mit kaltem Wasser bespritzt und man zögere nicht die künstliche Respiration einzuleiten. Dabei wird man gut thun, den Kranken abwechselnd mit warmen und gleich darauf wieder mit kalten Tüchern abzuklatschen; durch ununterbrochene Arbeit wird es gelingen, noch Manchen der auf diese Art Verunglückten auf's Neue in das Leben zurückzurufen.

XII. Verstauchungen der Gelenke.

Unter Verstauchung (Distorsion) versteht man ein momentanes Auseinanderweichen der Gelenkenden, wobei häufig die Kapsel und die Bänder zerrissen oder wenigstens sehr stark ausgedehnt werden. Das Gelenk selbst schnellt im nächsten Augenblicke in seine ursprüngliche Lage zurück; die einwirkende Gewalt würde in höherem Grade oder bei längerer Dauer eine Verrenkung zur Folge haben. Die häufigste Ursache der Distorsion ist ein Sprung oder ein Fall, wobei das Gelenk übermässig nach einer Richtung gedehnt, gebeugt, gestreckt oder verdreht wird. Der Verletzte fühlt im ersten Augenblicke einen sehr heftigen Schmerz, welcher oft sogar Ohnmacht hervorrufen kann; nach wenigen Minuten lässt der Schmerz schon nach, kehrt aber bei der geringsten Bewegung wieder. Die Umgebung des Gelenks schwillt nun im Verlaufe der nächsten Stunden sehr stark an und die Beweglichkeit ist sowohl durch die starke Schwellung, wie auch durch die Schmerzen behindert; sind bei sehr starker Verdrehung eines Gelenks einige dessen Bänder zerrissen, so kann sogar eine abnorme Beweglichkeit constatirt werden.

Nach einigen Tagen treten nun Verfärbungen der Haut ein, welche wie bei den Quetschungen zuerst blauroth und zuletzt blassgelb sind. Jeder Druck oder jeder Versuch einer activen oder passiven Bewegung ist mit heftigem Schmerze verbunden. Am häufigsten verstaucht wird das Fuss- und das Handgelenk; nächst diesen das erste Daumengelenk.

Sich selbst überlassen, brauchen die Verstauchungen bis zur gänzlichen Heilung oft sehr lange Zeit; bedeutend schneller schwinden dagegen die Symptome bei einer raschen, passenden Behandlung. Man lege vor Allem das verletzte Gelenk hoch und bedecke es mit einer nassen, kalten Compresse; zeigt sich abnorme Beweglichkeit, so wird es durch eine Schiene festgestellt. Bei leichteren Verletzungen kann man nun sofort zur Massage schreiten und wird dabei in den meisten Fällen einen wahrhaft zauberischen Erfolg haben: der Patient, der Anfangs über die heftigsten Schmerzen klagte, der keine Berührung und keine Bewegung vertragen mochte, ist dabei oft schon nach Verlauf von ¼ oder ½ Stunde wieder im Stande, das Gelenk zu gebrauchen.

Die Massage wird auf folgende Weise ausgeübt: man umfasst den verletzten Theil mit den geölten Fingern beider Hände und streicht nun mit Anfangs leichtem Drucke gegen den Stamm zu und zwar in der Weise, als ob man die Geschwulst wegstreifen wollte. Diese Streichungen werden hauptsächlich mit dem Daumen und Daumenballen ausgeführt und der dabei aus-zuübende Druck der Empfindlichkeit des Gelenks angepasst; nach Verlauf einiger Minuten wird man gewöhnlich den Druck ver-stärken können. Eine solche Sitzung muss die Dauer von 15 bis 20 Minuten haben und täglich etwa zweimal vorgenommen werden. Wenn man einfache Contusionen massiren will, so verfährt man ebenso; eventuell kann man auch die kranke Stelle mit der ein-geölten Hand umfassen und so mit mehr oder weniger starkem Druck nach oben streichen. Auf die Richtung dieser Streichungen kommt es im Ganzen wenig an: womöglich soll man die Richtung des venösen Blutstromes einhalten, d. h. gegen den Rumpf zu.

Das Verfahren bei Verstauchungen des Fussgelenks (der am häufigsten vorkommenden) ist folgendes:

Man macht Anfangs mit den eingeölten, inneren Flächen der an einander liegenden Finger sanfte Streichungen von der Zehen-wurzel beginnend bis über das Fussgelenk empor; der Druck, den man dabei ausübt, muss der Empfindlichkeit des Patienten angepasst sein und wird dementsprechend vermindert oder ver-stärkt werden müssen. Nach Verlauf von ¼ bis ½ Stunde wird man schon eine beträchtliche Verminderung des Schmerzes nach-weisen können; sollte sich indessen noch keine merkliche Besserung bemerkbar machen, so schreite man zur Pétrissage; dabei umfasst man das Gelenk mit der ganzen Hand und übt den Druck

hauptsächlich mit den Daumen aus. Auch hierbei wird man Anfangs
sanft gleitend beginnen müssen und verstärkt im weiteren Verlaufe der Sitzung den dabei auszuübenden Druck. Bei diesen
Streichungen werden selbstverständlich alle geschwollenen und
schmerzhaften Partien mit berührt. Ist nun der Schmerz beseitigt,
so beginne man mit passiven Bewegungen, sollten diese aber noch
empfindlich sein, so kehrt man zur Massage resp. Pétrissage
zurück und fährt damit so lange fort, bis das Gelenk ohne Schmerz
gebeugt und gestreckt werden kann. Diese Manipulationen wird
man öfters mehrere Tage lang hinter einander wiederholen
müssen.

Die Wirkung der Massage besteht einfach in der Vertheilung
und Ausbreitung frischer Extravasate auf grössere Resorptions-
flächen, wodurch das Aufsaugen schneller von Statten geht. Dadurch wird auch der locale Druck auf Nerven, Venen und Lymph-
gefässe vermindert; dabei verschwindet der Schmerz, während
die auf solche mechanische Weise entleerten Gefässe resorptions-
fähiger werden. Daher kommt die oft so wunderbare Wirkung
der Massage bei frischen Distorsionen, wobei ein in seinen Func-
tionen gänzlich gestörtes Gelenk oftmals nach Verlauf weniger
Minuten wieder brauchbar wird.

Die Massage ist daher überall dort indicirt, wo es gilt Ex-
sudate und Blutextravasate zur schnellen Resorption zu bringen;
hieher gehören ausser den Distorsionen und Quetschungen, seröse
oder blutige Ergüsse in die Gelenke, Entzündungen der Sehnen-
scheiden, Rupturen von Muskeln und dergl.

XIII. Verrenkungen der Gelenke.

Dieselbe Gewalt, welche eine Distorsion erzeugt, verursacht,
wenn sie in höherem Grade oder während längerer Dauer ein-
wirkt, eine Verrenkung (Luxation). Die Knochenenden, welche das
Gelenk constituiren, werden hierbei vollständig aus ihrer gegen-
seitigen Lage herausgebracht und bleiben dauernd verschoben.
Der Gelenkkopf tritt aus seiner Höhle heraus, zerreisst in den
meisten Fällen die Kapsel und bleibt an einer abnormen Stelle
stehen. Je freier das Gelenk ist, um so leichter entsteht eine
Luxation; deshalb wird auch das Schultergelenk am häufigsten
ausgerenkt.

Die allgemeinen Erscheinungen dieser Verletzungen sind
einmal die Veränderung der äusseren Form, Verkürzungen oder
Verlängerungen der Extremität (je nachdem der Gelenkkopf nach
oben oder nach unten abgewichen ist); das Gelenk ist dabei ganz

unfähig, zu functioniren und es zeigt ein jeder Bewegungsversuch einen sehr heftigen Schmerz.

Die Behandlung richtet ihr erstes Augenmerk auf die Reposition; sie gelingt am leichtesten, wenn man den abgewichenen Knochen genau auf demselben Wege, auf dem er seine Pfanne verliess, wieder zurückzubringen sucht. Hierzu genügt im Allgemeinen, besonders in ganz frischen Fällen die Kraft eines Mannes, so dass man der Flaschenzüge, Hebel- und Kurbelapparate, wie solche in grosser Anzahl gebraucht werden, wird entbehren können. Um die contrahirten Muskeln in der Umgebung des Gelenks zu erschlaffen, wird es gut sein, den Kranken wonöglich zu chloroformiren; ist dies aber nicht thunlich, so suche man durch sanftes Streichen den Widerstand etwas zu mildern.

Die Reposition einer Verrenkung wird stets Sache eines Sachverständigen sein; wir verzichten aus diesem Grunde darauf an dieser Stelle die Methoden eines jeden speciellen Falles zu besprechen; wir wollen hier nur die Mittel und Wege andeuten, mit denen man mit Entbehrung aller Maschinen und Apparate, eventuell auch mit Entbehrung einer Assistenz, zu Werke gehen kann.

Die Reposition einer Luxation wird erreicht durch:

1. directen Druck auf den ausgetretenen Gelenkkopf: besonders bei ganz frischen Fällen, sowie auch bei mageren muskelschwachen Individuen reicht man häufig hiermit schon aus; dabei wird (z. B. bei einer Luxation des Schultergelenks) der Arm ein wenig erhoben, während man mit der anderen Hand von der Achselhöhle aus einen mässigen Druck auf den Gelenkkopf ausübt. So kann auch z. B. das Ellenbogengelenk wieder eingerenkt werden, indem man den luxirten Vorderarm von hinten her mit dem Daumenballen nach vorn schiebt, während zugleich der Gegendruck, welcher den Oberarm nach rückwärts schiebt, dadurch erreicht, dass man seinen Vorderarm in die Ellenbeuge des Patienten einlegt. (Fig. 103.) Durch directen Druck werden ferner auch die Luxation des Schlüsselbeines, des Radius und der Patella reducirt.

2. Reicht man mit dieser einfachsten Methode nicht aus, so wird man die Extension zu Hilfe nehmen müssen. Das verrenkte Glied wird dabei entweder einfach mit den Händen erfasst und extendirt oder wenn man dabei nicht genügend Kraft anwenden kann, legt man Schlingen an, welche man sich folgendermassen herrichtet. Aus der Mitte eines langen Tuches oder einer breiten, starken Binde bildet man einen Ring und halbirt diesen durch das eine quer über seine Mitte gelegte Ende des Tuches: nun schlägt man die eine Hälfte des Ringes so über den halbirenden Theil um, dass er auf die andere Hälfte zu liegen kommt. Nun wird die Extremität so dadurch gesteckt, dass sie an der einen

Seite von beiden Hälften des Ringes, an der anderen von dem halbirenden Theile umfasst wird.

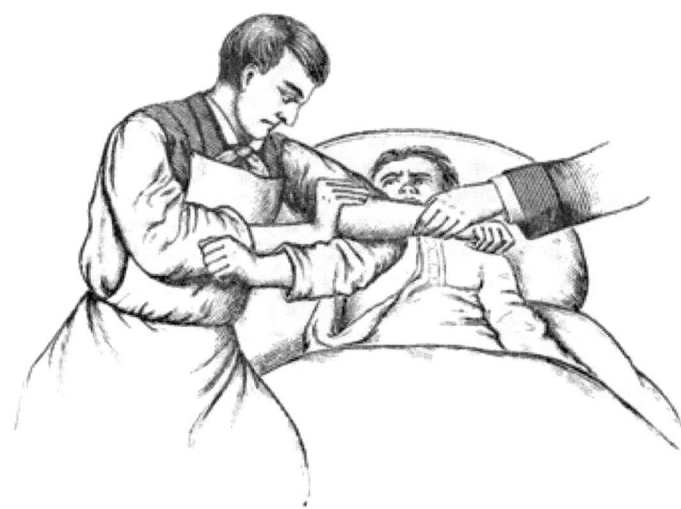

Fig. 103. Reduction einer (Ellenbogen-) Luxation durch directen Druck.
(Chassaignac.)

Eine andere Methode, die Schlinge zu befestigen, ist folgende: Man legt ein langes Tuch oder eine breite und starke Binde mit ihrer Mitte S-förmig auf die obere Seite der Extremität, so dass

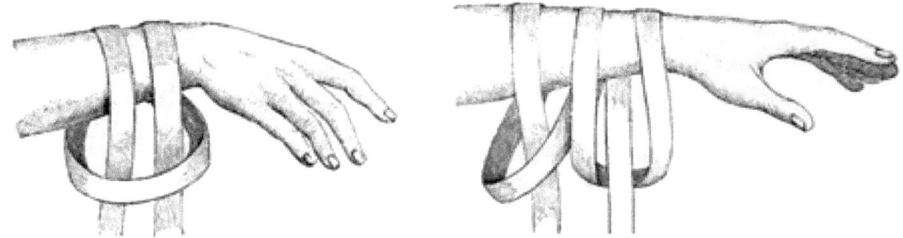

Fig. 104 a.　　　　　　　　　　　　　　　Fig. 104 b.
Herstellung einer Extensionsschlinge.

rechts und links je eine Schlinge und ein Ende herabhängt; hierauf schlägt man das rechte Ende unter der Extremität herum und zieht es durch die linke Schlinge, das linke Ende wird ebenso durch die rechte Schlinge gezogen.

Es legt sich dabei je ein Ende des Tuches an eine Seite der Extremität, wodurch der Zug in der Längsaxe des Knochens stattfinden kann; eine einfache Umschnürung würde einen Winkelzug zur Folge haben.

Es wird aber dabei immer eine Contraextension nöthig sein,
wozu man entweder das Körpergewicht des Patienten benutzen
kann, oder welche man durch directen Zug an, um die Brust
oder um die Schulter des Kranken oder um dessen Damm gelegten
Tüchern anbringt. (Fig. 105.) Diese letzteren hält entweder

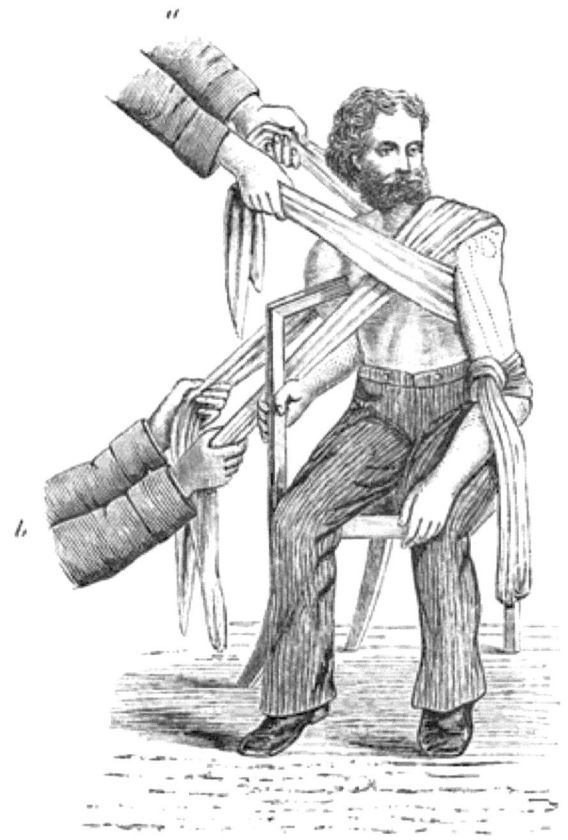

Fig. 105. Contraextension mit Hilfe von Schlingen.
a Contraextension zur Reduction bei gesenktem Arm. *b* Contraextension bei gehobenem
Arm.

ein Assistent fest, oder aber man befestigt sie an einen Pfosten.
einen Baum, einem Thürschloss oder dergl. In Ermangelung von
Tüchern umfasst ein Assistent mit beiden Armen den Körper des
Patienten, indem er seine Hände entweder unter der Achselhöhle
oder auf der Schulter faltet und übt auf diese Weise den Gegenzug aus. Ist man nur auf sich selbst angewiesen, so extendirt

man mit der einen und contraextendirt mit der anderen Hand.
(Fig. 106.) Wenn grössere Kraft erforderlich ist, so extendirt man

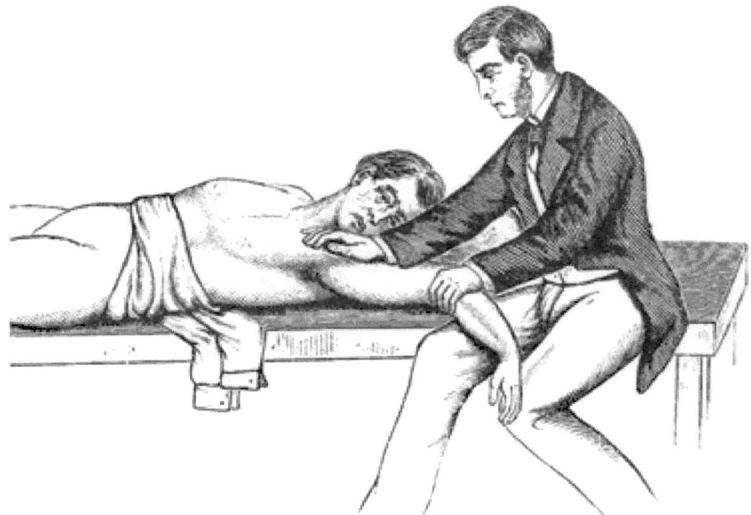

Fig. 106. Reduction einer Luxation durch Extension und Contraextension.
(Nach Malgaigne.)

mit beiden Händen an der angeschlungenen Extremität und contraextendirt mit der Ferse, welche man auf die Schulter stemmt.
(Fig. 107.)

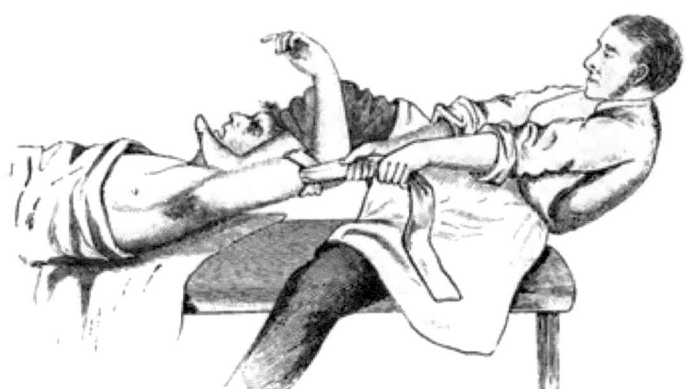

Fig. 107. Reduction einer Luxation durch Extension und Contraextension.
(Nach Chassaignac.)

Bei der Extension wird der luxirte Gelenkkopf in die Nähe
der Pfanne gebracht, in welche er dann entweder von selbst oder

mit Zuhilfenahme von directem Druck oder von Rotation zurück-
schnappt. Durch diese Methode kann man sehr viele Gelenke
reduciren: am häufigsten wendet man die Extension bei Luxationen
des Ellenbogens, der Hand, der Finger und des Knies an; bei
Verrenkungen des Hüftgelenks ist sie jedoch unzweckmässig.

3. Die Reduction mittelst Hebelwirkung ist besonders dort
angezeigt, wo der ausgetretene Gelenkkopf sehr fest steht und
schwer beweglich ist. Zu dieser Methode gehört das Verfahren
mit der Schlinge: es wird ein Tuch um den luxirten Arm geschlungen und dessen beide Enden zu einem festen Knoten zu-
sammengebunden: der Operateur steckt nun seinen Kopf durch
die Schlinge, an welcher er mit dem Genick einen Zug ausübt,
während er seine Hände zur Contraextension oder zur Rotation
benützt. (Fig. 108.) Hierher gehört auch die Methode, die Ferse

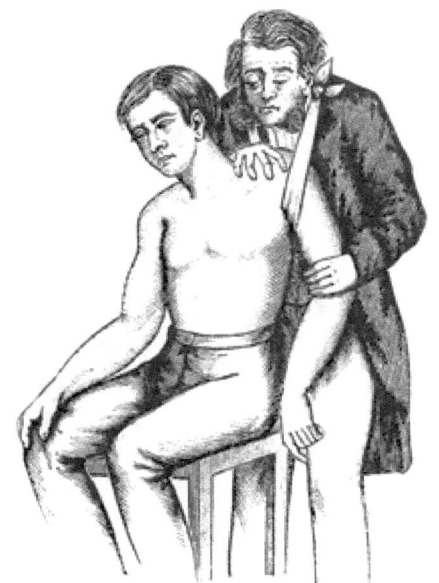

Fig. 108. Reduction einer Luxation durch Hebelwirkung.
Methode mit der Schlinge.

in die Achselhöhle zu stemmen und die angeschlungene Extremität
zu extendiren (Fig. 109): auf demselben Princip beruht das Verfahren, wobei der Operateur sein Knie als Drehpunkt benutzt.
(Fig. 110.)

4. Bei dem Reductionsverfahren mit Hilfe der Rotation
wird der luxirte Knochen um seine Längsaxe gedreht, um damit
den Gelenkkopf der Pfanne zu nähern; diese Methode wird haupt-

sächlich bei Luxationen des Hüftgelenks und des Oberarmes an-

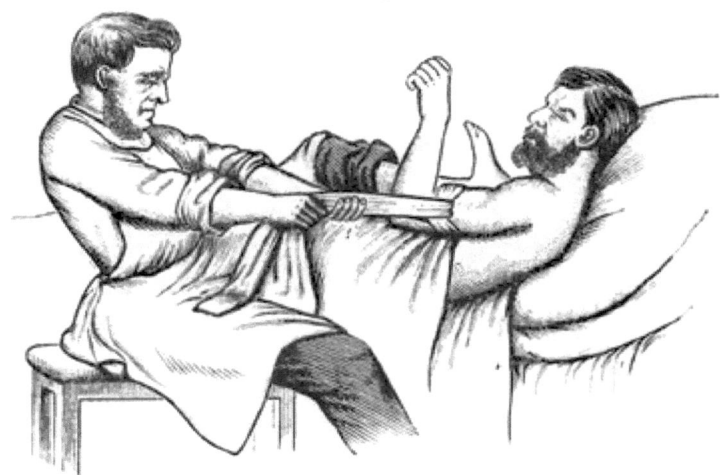

Fig. 109. Reduction einer Luxation durch Hebelwirkung, combinirt mit Extension. (Nach A. Cooper.) Methode mit der Ferse in der Achselhöhle.

gewendet: die Rotation geschieht dabei je nachdem bei flectirter

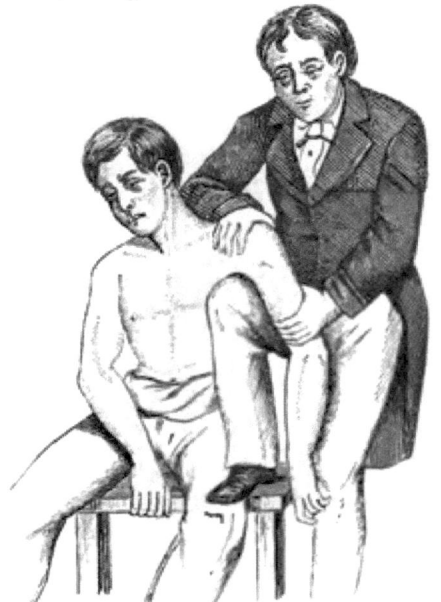

Fig. 110. Reduction einer Luxation durch Hebelwirkung. Methode mit dem Knie in der Achselhöhle.

oder extendirter Extremität.

Gewöhnlich werden bei der Reduction mehrere Methoden zugleich oder auf einander folgend angewandt.

Den luxirten Unterkiefer reponirt man durch Hebelbewegung. Das Schultergelenk kann mit jeder der erwähnten Methoden allein eingerenkt werden; am häufigsten combinirt man mehrere derselben, z. B. Extension mit Hebelbewegung, Extension mit Rotation, oder Extension mit directem Druck.

. Der Ellenbogen wird bei Luxationen nach hinten durch directen Druck oder durch Extension reponirt; Verrenkungen nach vorn durch Extension. Den luxirten Radius reponirt man durch directen Druck oder durch Rotation.

Hand- und Fingergelenke werden durch Extension eingerenkt.

Das Hüftgelenk reducirt man durch Rotation entweder bei flectirten oder extendirten Gelenk.

Beim Kniegelenk extendirt man bei gleichzeitigem directen Druck.

Das luxirte Fussgelenk wird durch Extension und Drehung in der normalen Bewegungsrichtung (indem man z. B. die Extension in eine starke Flexion oder umgekehrt überführt) reducirt.

Selbstverständlich muss jedesmal der concrete Fall über das einzuschlagende Verfahren entscheiden.

Nach erfolgter Reposition ist das Gelenk in dauernder Ruhestellung zu erhalten. Beim Unterkiefer legt man eine Schleuder an; bei dem Arm eine Mitella. Der reducirte Ellenbogen wird am besten in rechtwinkeliger Stellung eingegypst; sollte bei einer Luxation desselben nach vorn das Olecranon fracturirt sein, so ist der Arm nach erfolgter Reposition in gestreckter Lage einzugypsen. Das Hand- und die Fingergelenke legt man am besten zwischen zwei Schienen.

Nach Reposition des Hüftgelenks muss der Kranke die horizontale Rückenlage einhalten; nach Luxationen des Knies ist ein Gypsverband in extendirter Stellung am zweckmässigsten. Das reponirte Fussgelenk wird rechtwinkelig zur Axe des Unterschenkels eingebunden.

Bevor ärztliche Hilfe eintreffen kann, wird man dafür zu sorgen haben, dass das verrenkte Gelenk in einer möglichst günstigen Lage verbleibt; man wird das am besten durch entsprechende Stützvorrichtungen (Mitella) erreichen. Bei Luxationen der unteren Extremitäten wird man durch Unterschieben von Tornistern oder sonstigen Unterlagen das Glied in einer solchen Stellung erhalten, in welcher der Kranke am wenigsten Schmerz empfindet. Dabei mache man auf das verletzte Gelenk fleissig kalte Ueberschläge und vermeide sorgfältig eine jede Bewegung.

XIV. Die Krankenpflege und die dabei in Betracht kommenden Utensilien.

Ueber die Herrichtung des Lagers wird stets die Frage entscheiden müssen, über was für Material man zu verfügen hat: im Nothfalle wird man sich dazu des Strohs, des Heus oder dürrer Blätter als Unterlage bedienen müssen, welches mit einem einfachen Leintuche bedeckt ein improvisirtes, allerdings aber auch sehr primitives Lager abgiebt.

Um das Herabrutschen des Kranken im Bette zu verhüten, pflegt man gewöhnlich an das Fussende des Lagers ein Rollkissen oder ein Polster zu legen: in Ermangelung eines solchen thut ein Holzklotz oder eine Fussbank dieselben Dienste: letztere müssen dann mit einem Tuche oder mit den Kleidern des Verwundeten umwickelt werden. Wenn der Patient eine halbsitzende Stellung einhalten darf, so wird man eine Rückenstütze anbringen müssen: als solche nimmt man entweder zwei Bretter, welche man in der Weise wie bei dem Planum inclinatum duplex (Fig. 78) aneinanderfügt und unter das Lager schiebt, oder man bedient sich dazu eines umgestürzten Holzstuhles mit Lehne, auf welche letztere der obere Theil des Lagers gelegt wird.

Ueber dem Bette ist eine galgenartige Vorrichtung anzubringen, ein Querholz an einem festen Stricke befestigt, welcher von der Decke herabhängt, woran sich der Patient selbst aufrichten kann.

Zur Abkühlung des Krankenzimmers wird es gut sein, des Nachts die Fenster wenigstens theilweise zu öffnen: während des Tages kann man durch Aufstellen von grösseren Wasserbehältern, ebenso wie durch Verhängen der Fenster mit nassen Leintüchern, die Luft etwas erfrischen.

In Räumen, in denen sich Kranke mit Lungenwunden oder Tracheotomirte befinden, wird man stets die Luft feucht erhalten müssen: man erreicht dieses am einfachsten, indem man über einer Spiritusflamme Wasser beständig sieden lässt, oder in Ermangelung der dazu nöthigen Apparate, stellt man einen mit heissem Wasser gefüllten Zuber neben das Lager: die aufsteigenden Wasserdämpfe verleihen bald der Luft den nöthigen Grad von Feuchtigkeit.

Das Umbetten, eine oft sehr beschwerliche, aber gerade bei Schwerkranken sehr nöthige Aufgabe, geschieht in der Weise, dass eine Person den Kranken mit dem einen Arm unter den Oberschenkeln, mit dem anderen unter den Schultern in die Höhe hebt, während der Patient zugleich seinen Träger mit beiden Armen um den Hals fasst: bei Kranken mit Knochenbrüchen der unteren Extremitäten sind mehrere Personen dazu nöthig, wovon eine allein das kranke Bein zu stützen hat. Während man den

Patienten auf solche Art in die Höhe hebt, ist das Bett zu
ändern; soll nur das Leintuch gewechselt werden, so rollt man das
alte zu beiden Seiten gegen den Kranken zusammen und legt
zugleich das neue, ebenfalls der Länge nach halb zusammen-
gerollt daneben; nun hebt man den Patienten ein wenig in die
Höhe, zieht das alte Laken unter ihm hinweg und rollt das neue
zugleich unter ihm durch und breitet es überall, ohne Falten,
sorgfältig aus. Liegt der Kranke auf dem Boden, so bedarf es
um ihn aufzuheben, stets zweier Personen: die eine lüpft ihn in
kniender Stellung so weit empor, bis die andere, sich stark
herabbeugend, den Kranken auf die Arme nehmen kann. Ueber
die Verhütung des Decubitus haben wir bereits gesprochen.

Die Stuhlentleerungen bettlägeriger Kranken geschehen auf
den Bettpfannen; ist eine solche nicht zu haben, so ist eine alte
Compresse, die man vorher in Carbolwasser taucht und wieder
gehörig ausdrückt, unter das Gesäss zu schieben; nachdem nun
der Patient unter sich gehen liess, zieht man die Compresse behutsam wieder vor, schlägt sie über die Faeces zusammen und
entfernt sie schleunigst aus dem Krankenzimmer. Selbstverständlich ist der Patient darauf sorgfältig zu reinigen und gut abzu-
trocknen.

Oftmals wird es nöthig werden, dem Kranken Clystiere zu
appliciren; wenn man keine Spritze oder keine Clysopompe hat,
so stellt man sich einen zweckentsprechenden Apparat nach dem
Modell des Hega r'schen Schlauches dar: an einen gewöhnlichen
Trichter befestigt man einen Gummischlauch und an dessen unteres
Ende als Ausflussrohr ein Glasröhrchen; das letztere wird nun
in den After eingeführt und indem man durch den Trichter das
Wasser einfliessen lässt, kann man durch mehr oder weniger
starkes Erheben desselben den Einfluss reguliren. (Fig. 111.)

Als Uringlas kann man jede weithalsige Flasche, event.
jedes Glas oder Tasse benützen.

Beim Essen und Trinken muss man hilflose Kranke, welche
sich nicht selbst aufrichten können, in der Weise erheben, dass man
den linken Arm unter den Kopf des Patienten bringt; man
reiche ihm die Speisen in nicht ganz gefüllten Löffeln; Flüssigkeiten trinkt er am besten aus Kaffee- oder Theekannen, indem
er das Ausflussrohr direct in den Mund bringt. Der Kranke kann
auch durch einen in das Gefäss getauchten Schlauch die Flüssigkeit aufsaugen. Patienten, welche sich aufrichten können, wird
ein Esstisch sehr willkommen sein; man stellt einen solchen aus
drei Brettern dar, in der Weise, dass an das mittlere die Tischplatte, zu beiden Seiten die anderen horizontal aufgenagelt werden;
letztere stellen dann die Füsse des improvisirten Tisches dar;
das Ganze wird von oben her über das Lager gestellt, so dass
rechts und links an der Seite je ein Brett steht, während das

horizontale Brett über dem Lager schwebt und als Tischplatte
dient. Hat man eine gewöhnliche Bank zur Verfügung, so thut
diese dieselben Dienste.

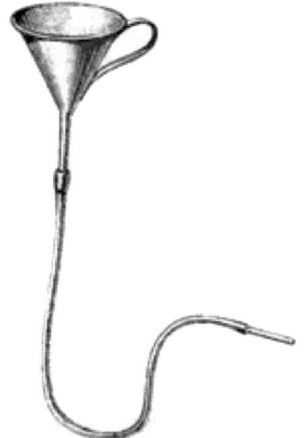

Fig. 111. Improvisirter H e g a r'scher
Schlauch als Ersatz der Clystier-
spritze.

Als kühlendes Getränke eignet sich vorzüglich frisches
Quell- oder Brunnenwasser; auch kann man bei starkem Durste
kleine Stücke Eis oder Schnee reichen, welche der Patient langsam im Munde zergehen lässt. Zuckerwasser mit Zusatz von etwas
Citronensaft, Himbeersaft, Weinsteinsäure, eventuell von einigen
Tropfen Schwefelsäure, ist ebenfalls ein angenehmes, kühlendes
Getränke. Als stärkenden und erregenden Trank reicht man Wein,
entweder pur oder mit Wasser vermischt. In Ermangelung von
Wein nehme man auf ein gewöhnliches Trinkglas voll Wasser
etwa 1 Esslöffel voll Branntwein. Auch Fleischbrühe ist ein erregen-
des Getränk; die bereits erwähnten Fleischsolutionen sind zugleich
erregende und nährende Mittel.

Zur Application örtlicher Kälte kann man sich in Ermangelung
von Eisbeuteln so helfen, dass man zunächst die Haut mit einer
trockenen Compresse bedeckt, über diese ein Stück impermeablen
Stoffes (Mackintosh, Oelleinwand, Pergamentpapier, oder gefirnisstes
Papier) legt, und auf diese eine zusammengefaltete Compresse
bringt, zwischen deren Lagen man zerschlagenes Eis oder etwas
Schnee gebracht hat. Eisbeutel aus Schweinsblasen hergestellt
sind durchaus verwerflich, weil sie in der Nässe bald stinkend
werden und damit Gelegenheit zu septischer Infection geben
können. In Ermangelung von Schnee oder Eis nehme man in

kaltes Wasser getauchte Compressen, welche man oberhalb des abzukühlenden Theiles auf den zuführenden Arterienstamm auflegt, und damit das zuströmende Blut abkühlt.

Zur Irrigation kann man sich der einfachsten Hilfsmittel bedienen: im Nothfalle thut jedes saubere Gefäss mit schnabelförmiger Ausflussöffnung seine Dienste. Hat man einen Gummischlauch, so kann man mit dessen Hilfe leicht einen Irrigator improvisiren: man taucht denselben heberartig in eine Flasche oder einen Topf und lässt auf diese Weise die Flüssigkeit ausfliessen.

Um das jedesmalige Ansaugen der Flüssigkeit, oder das jedesmalige Füllen des Schlauches vor dem Gebrauche zu vermeiden, kann man das herabhängende, längere Stück des Schlauches mit einer federnden Pincette, oder mit einer Ligaturpincette zukneifen, sobald man die Irrigation unterbrechen will; beim Loslassen der Pincette wird dann die Flüssigkeit von selbst wieder fliessen. Der permanenten antiseptischen Irrigation ist bereits bei der Wundbehandlung Erwähnung gethan worden.

Zur Application örtlicher Wärme, wie auch zur Erwärmung des Patienten überhaupt kann man gewöhnliche Steinkrüge benützen, die man mit heissem Wasser füllt, und nachdem man sie mit einem Tuche umwickelt, in das Bett bringt. Man kann auch Ziegelsteine oder andere geformte Steine im Ofenrohr erwärmen und als Bettwärmer benützen: trockene, heisse Tücher thun dieselben Dienste, halten aber die Wärme nicht so lange.

Um eine Wunde, oder eine Fractur vor Druck der Bettdecke zu schützen, werden oftmals Reifenbahren nothwendig: sie werden besonders auch dort benützt, wo die fracturirte untere Extremität im Extensionapparat liegt, und wo das Gewicht der Bettdecke die Fragmente aus ihrer normalen Lage herausbringen könnte.

Man kann sich solche Reifenbahren aus Telegraphendraht und drei Holzstäben herstellen: diese Stäbe werden entweder durchbohrt und dann die Drähte durchgezogen, oder man bindet

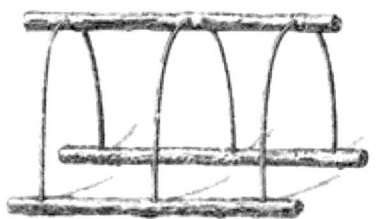

Fig. 112. Reifenbahre, aus Telegraphendraht und drei Stöcken improvisirt.

sie mit starken Schnüren an den Stäben fest (Fig. 112). Man kann zu diesem Zwecke auch dicke Pappdeckel verwenden, wie

z. B. die Einbanddecken eines Folianten, welchen man dachförmig
über das kranke Glied stellt (Fig. 113). Aehnliche Apparate kann

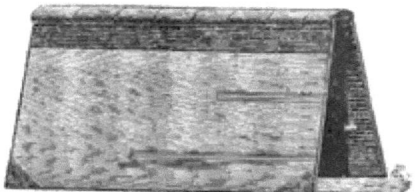

Fig. 113. Einband eines Folianten, als Ersatz
der Reifenbahre.

man auch aus Blech, welches entsprechend gekrümmt wird, her-
stellen. im Nothfalle bedient man sich eines Schemels oder eines
Stuhls, den man über die kranke Extremität stellt, so dass die
Decke anstatt auf dieser, auf jenen zu liegen kommt.

Zur Desinfection des Krankenzimmers wird man Carbolsäure
entweder mit dem Spray zerstäuben, oder man besprengt damit
den Fussboden. Räucherungen mit balsamischen Mitteln sind
schädlich, und deshalb zu unterlassen: sie reinigen die Luft nicht,
sie verderben sie nur noch mehr: sie beseitigen den Gestank
nicht, sie verdecken ihn nur. Räucherungen mit Chlor oder mit
schwefeliger Säure sind selbstverständlich in solchen Räumen vorzunehmen, in denen sich zur Zeit keine Patienten befinden.

Ist man genöthigt bei Nacht zu operiren oder zu verbinden,
so kann man sich dadurch ein sehr helles Licht verschaffen, dass
man mehrere Wachs- oder Stearinkerzen aneinander bindet und
aus ihnen gleichsam eine Fackel herstellt: durch einen dahinter
gehaltenen weissen Porcellanteller wird das Licht bedeutend verstärkt: um das Abtropfen des geschmolzenen Wachses und Stearins
zu verhüten, macht man eine Manschette aus Pappe oder dickem
Papier, durch welches man die Fackel hindurchsteckt.

Einem Sterbenden gegenüber ist stets die grösste Rücksicht
zu nehmen: man suche ihm vor Allem, so lange er noch ganz
bei Bewusstsein ist, durch freundlichen Zuspruch beizustehen, man
lagere ihn bequem, und verabreiche ihm von Zeit zu Zeit Getränke (Wasser oder Wein). Sollte der Kranke nichts mehr schlucken
können, so benetze man wenigstens seine Lippen. Die sicheren
Zeichen eingetretenen Todes sind: die Todtenstarre, die einige
Stunden nach dem Ableben eintritt, und mit beginnender Fäulniss
wieder nachlässt: Todtenflecke: sie sind blaugrünliche Verfärbungen
der Haut, und treten zuerst an den abhängigen Körpertheilen und
an den Bauchdecken auf. Die Pupille wird unbeweglich und
reagirt nicht mehr auf Lichteindrücke: die Hornhaut des Auges

wird matt und glanzlos und trübt sich nach Verlauf mehrerer Stunden. In Fällen, welche Zweifel über den wirklich erfolgten Tod aufkommen lassen, versuche man durch starke Reize, wie Anträufeln von flüssigem Siegellack auf die Brust, Andrücken eines in siedendes Wasser getauchten Hammers oder Löffels, noch ein Lebenszeichen hervorzurufen. Das Vorhalten eines Spiegels, einer Lichtflamme, oder einer Flaumfeder vor den Mund, wird über das Vorhandensein einer, wenn auch sehr oberflächlichen Athmung Aufschluss geben.

❄

Druck von Gottlieb Gistel & Cie, Wien, Stadt, Augustinerstrasse 12.